David S. Cantor

El libro
de la buena salud

Derrumbando mitos y mentiras,
eafirmando verdades para lograr bienestar total

LUMEN
Grupo Editorial LUMEN
Buenos Aires - México

Cantor, David. S.
   El libro de la buena salud : derribando mitos y mentiras, reafirmando
verdades para lograr bienestar total . - 2013
   296 p. ; 22x15 cm.

   1. Nutrición. I. Título

El doctor David S. Cantor es médico egresado de la Facultad de Medicina de la Universidad
de Buenos Aires. Es especialista en Gastroenterología. Su formación clínica la efectuó en
el Washington Hospital Center, y en el Cedar Sinai en Los Angeles, California.
Trabajó en investigación en el Instituto Nacional de la Salud, Haedo, Provincia de Buenos
Aires. Fue Profesor de la Universidad de Davis, California y de la Universidad del Sur de
California en Los Angeles. Ex-presidente del Cuerpo Médico del Huntington Hospital de
Pasadena, California, ex-director del Departamento de Gastroenterología del mismo hospital
y ex-presidente de la Sociedad de Endoscopía Gastroenterológica del Sur de California y de
la Sociedad Médica de Pasadena. Editor principal del Tratado de Gastroenterología y
Hepatología. Colaboró en varios libros y publicó 50 trabajos científicos.
Es recipiente del James N. Gamble Award (2007), y otras distinciones.
Contacto: alidacho@aol.com

A mi familia, la fuente de mi cometido.

A mis pacientes, la fuente de mi inspiración.

Índice

Introducción 9

Capítulo 1
Nutrición. Un cuento de dos ciudades 21

Capítulo 2
Nutrición. Escalando el Everest 55

Capítulo 3
Nutrición. Verdades, mitos y decepciones 93

Capítulo 4
Nutrición. Corolario 147

Capítulo 5
La importancia de estar en buena forma.
Entrenamiento físico 165

Capítulo 6
Control emocional. Estrés 189

Capítulo 7
Promesa y traición. Medicamentos 205

Capítulo 8
Antes de la tormenta. Prevención 239

Capítulo 9
En la búsqueda de la salud perdida. El rol
de la medicina convencional y alternativa
para preservar la salud 267

Capítulo 10
Cielos diáfanos. El medio ambiente 277

Capítulo 11
La vida pastoral. Salud total 285

Introducción

El 2 de julio de 2009, Jon Stewart, animador del programa *The Daily Show* del canal televisivo Comedy Central de los Estados Unidos, le preguntó a Robert Kenner, el conocido documentalista, sobre algunos aspectos de su película *Food, Inc.*, en la que denuncia las prácticas perniciosas de la industria alimentaria, y los roles del Departamento de Agricultura (USDA) y del de Drogas y Alimentos (FDA) de Estados Unidos al permitirlas. Kenner discutía algunas de las consecuencias aciagas de ciertas comidas que consumimos y la falta de controles para asegurar su idoneidad. Stewart, poniéndose en el papel de abogado del diablo y con su franqueza característica, le preguntó, si las cosas eran así, cómo se explicaba entonces que la gente vive ahora más que nunca. Efectivamente: según el Departamento de Censos de Estados Unidos, la proyección para 2012 es que la gente tendrá un promedio de vida de 78,3 años de edad (75,7 para los varones y 80,8 para las mujeres). Lo que no se dijo es que la expectativa de vida es un indicador de salud muy pobre, ya que está impactada excesivamente por la tecnología (se puede mantener vivos a individuos por un largo tiempo sin considerar la calidad de vida cotidiana). Usamos máquinas artificiales para ayudar a respirar, tubos gástricos para alimentar a aquellos que no pueden ingerir y una serie de otros instrumentos para prolongar la vida. Y lo hacemos muy bien.*

Con fines prácticos para apreciar el valor real de vida, sería ideal medir la calidad de ésta ajustada a la duración.

Bután, un país al pie del Himalaya Oriental, de una cultura rica y única, en lugar de usar el Producto Bruto Nacional como

---

*Si bien en este libro se citan principalmente datos y estadísticas de Estados Unidos y Argentina, la globalización y la transculturalización hacen que éstos sean válidos para casi todo el mundo desarrollado y, en parte, para países en desarrollo. (N. de E.)

un signo del estado de cosas, utiliza el Índice Bruto de Felicidad de la Nación (IBFN). Este concepto fue creado por primera vez por el rey Signa Singye Wangchuck y, aunque al principio no fue tomado en serio, hoy es un indicador aceptable; y fue propuesto por Tony Blair en Inglaterra y Nicolás Sarkozy en Francia como una manera de evaluar el bienestar de la población.

Los parámetros del IBFN son económicos, físicos, mentales, ambientales, políticos, sociales y vinculados con las condiciones de trabajo. Canadá y otros países europeos están pensando seriamente en adoptar este sistema. Bután está en el puesto 8 en índice de felicidad, mientras que Estados Unidos, en el 113, un factor que sugiere que no hay relación entre entrada económica por cabeza y el gozo de la vida, a pesar de los adelantos tecnológicos.*

El bienestar y la felicidad dependen de muchos factores, como el estado económico-social, la vivienda, saber leer y escribir, el medio ambiente, la familia, la genética y el estado de salud, entre otros. De todos, la salud es el más importante, porque sin ella los otros pierden relevancia.

Estados Unidos es un país muy bien dotado y el más rico en la historia de la humanidad. Tiene un gran poder económico y sus habitantes gozan de uno de los mejores estándares de vida del mundo. Es un ferviente protector de la libertad de expresión, la libertad de empresa y las libertades civiles, logros que están en constante peligro y que deben ser preservados y renovados. Estas libertades son una bendición, pero en el campo de la salud pueden fácilmente convertirse en una imprecación cuando los mitos, las mentiras y las decepciones que una sociedad de este tipo permite quedan sin control, ya que pueden aumentar los hábitos insalubres de la población.

El sentido común y factores científicamente comprobados están siendo reemplazados, para peor, por las acciones de indi-

---

*En 2009, Argentina ocupó el puesto número 15. (N. de E.)

viduos y corporaciones que, con el único propósito de engrosar sus cofres, están haciendo cambiar nuestras costumbres y nuestro estilo de vida al estimular el consumo mediante la manipulación de nuestros pensamientos y nuestros instintos. El resultado es que no prestamos atención a lo que comemos, tomamos caminos equivocados para conseguir un buen estado de salud y terminamos siendo lo que no queremos o deberíamos ser.

El poder y la efectividad de las propagandas en diferentes medios se convierten en algo riesgoso cuando las mismas herramientas de comunicación que se usan para vender jeans o un automóvil se utilizan para hacernos consumir medicamentos que no necesitamos, embarcarnos en dietas sin mérito, cirugías innecesarias, para nombrar sólo algunos de los muchos factores que perpetúan hábitos malsanos. Cuando el *márketing* está dirigido a la vestimenta que usamos o el auto que conducimos, las consecuencias pueden no ser perjudiciales, pero en cuestiones de salud esas maquinaciones pueden afectar nuestro bienestar, o matarnos.

El estado de riqueza del país se está evidenciando en nuestro peso. Estados Unidos se ha transformado en las últimas décadas en una nación de gente gorda. Según los Centros para el Control y la Prevención de Enfermedades (CDC), de Estados Unidos, el 34 por ciento de los adultos mayores de 20 años y más del 32 por ciento de los niños tienen sobrepeso. En términos más dramáticos, 144 millones tienen sobrepeso o son obesos; y sus nefastas consecuencias son el desarrollo de diabetes tipo 2, enfermedades cardiovasculares, hipertensión arterial, parálisis cerebral, cánceres de todo tipo, enfermedades mentales, neurológicas y degenerativas, dolor de espalda, defectos genéticos y otras patologías, con una incidencia que no debería ser tal.

Muchísimas son las causas que contribuyen a desequilibrar nuestra salud, nuestro más preciado tesoro.

La responsabilidad en la mutilación de nuestro bienestar corresponde a individuos y corporaciones que tienen un interés económico en que este estado de cosas no se modifique. Por suerte otros, personas e instituciones, tienen un fuerte interés en modificar esta situación y están esclareciendo los hechos para que podamos cambiar nuestro estilo de vida y conseguir un estado de salud óptimo.

¿Podemos disminuir la frecuencia del daño que las acciones negligentes e imprudentes de la industria de la comida y las compañías farmacéuticas producen? Sí, podemos. ¿Podemos manejar y controlar esas acciones nocivas y evitar enfermedades y muerte prematura? Sí, podemos.

En este libro sumamos nuestra voz al desafío de estos tiempos que están afectando nuestro bienestar, con datos, información y la denuncia de hechos falsos que distorsionan los temas sustanciales de la salud. *Lo hacemos poniendo al descubierto fábulas, leyendas y falsedades y revelando las acciones nefastas de algunos en el paradigma de la salud.* No es una tarea fácil porque los perpetradores del daño están en todos lados, disfrazados con diferente ropaje. No es solamente la codicia de otros que nos están tendiendo una trampa lo que pone en peligro nuestra salud, sino además nuestras necesidades internas de seguridad y confort.

A pesar de esto, no estamos condenados porque, aunque la tarea sea enorme, tenemos el poder de cambiar nuestro destino. Nuestros esfuerzos, por ejemplo, han hecho que se fume menos.

Hay 46 millones de fumadores en Estados Unidos. Fumar produce 440.000 muertes previsibles y prematuras cada año. Afortunadamente, gracias al esfuerzo ciudadano, gubernamental y de organizaciones académicas, como la Sociedad Americana de Cardiología (AHA), y las restricciones de fumar en lugares públicos y privados, el consumo de cigarrillos ha disminuido a la mitad en las tres últimas décadas (contrariamente, los fabricantes de cigarrillos toman ventaja de la escasa legislación en países en desarrollo para imponer su producto, que se refleja en un aumento del consumo de un 3,4 por ciento anual).

Estas estadísticas demuestran varias cosas que se pueden extender a múltiples agentes nocivos: las campañas para disminuir el uso del cigarrillo son extremadamente efectivas y cuando en localidades, provincias o el estado nacional se regula su consumo (por ejemplo, al no permitir el uso casual de cigarrillos en películas o vender cigarrillos cerca de escuelas), se consigue éxito en el intento. Contrariamente, en muchos países en desarrollo donde la regulación es débil y prima la corrupción, el consumo sigue aumentando. Créase o no, se consumen a diario 15.000 millones de cigarrillos en el mundo, un número altísimo teniendo en cuenta que la población del planeta es de 8.000 millones. El mercado del tabaco está dominado casi exclusivamente por corporaciones estadounidenses, británicas y japonesas.

La formidable tarea de prevenir enfermedades eliminando factores externos, como el fumar, también se puede conseguir en otras aéreas; por ejemplo, evitando comidas malsanas, minimizando el consumo de medicamentos de prescripción o de receta libre cuando no se necesitan y protegiéndonos de toxinas y otros agentes dañinos.

La base para conseguir un buen estado de salud es simple y desconcierta ver cómo tan frecuentemente nos desviamos del buen camino.

Este libro es una guía que aporta el entendimiento del porqué, el dónde y el cuándo de lo que realizamos mal, para poder hacer las cosas bien. No ofrece soluciones mágicas, recetas prefabricadas o fórmulas de cuentos de hadas para hacerlo sentir a uno bien, fuerte y sano, porque ésas son quimeras. *Lo que propone es cambiar hábitos, descartar prejuicios, ignorar a los mercaderes de ilusiones y aprender a discernir lo verdadero de lo falso, lo bueno de lo malo.*

Nosotros tenemos el poder de transformar lo que parecer ser un destino inamovible e inflexible. Tenemos voz para exigir que el millón de errores médicos que cada año se cometen en los Estados Unidos y en otros países se minimice a cifras ilegibles, que las infecciones y los accidentes en los hospitales se puedan prevenir. Tenemos el poder de exigir una reforma del sistema de salud para que incluya a todos y adquirir la educación necesaria para permanecer en buen estado de salud.

Una propuesta tan simple y a la vez tan desafiante. Si usted piensa que cuando está comiendo un rico pedazo de pollo está comiendo pollo, sobre todo en los restaurantes de comida chatarra, piense otra vez, porque podría estar consumiendo un montón de productos químicos indeseables. Si usted piensa que todo ese dinero que gasta para que se le vaya el dolor de espalda está bien gastado, piénselo nuevamente, porque es probable que esté tirando el dinero por la ventana. Si usted piensa que el Departamento de Drogas y Alimentos (FDA) de Estados Unidos invariablemente toma los resguardos necesarios para que los medicamentos que uno toma sean inocuos y efectivos, está errado.

El conocimiento sirve para protegerse

Si usted tiene una enfermedad crónica, este libro lo ayudará a manejarla inteligentemente; si está sano, lo asistirá a mantenerse en forma.

En ciertos capítulos enfatizamos qué hacer para mejorar la calidad de vida.

Los pasos para mantenerse en un óptimo estado de salud son tan simples que desconcierta que estemos en un estado de cosas tan precario.

Éstas son las simples premisas para lograr el cometido: una dieta balanceada, baja en colesterol y en ácidos saturados; dormir lo suficiente; someterse a revisaciones médicas y dentales en forma periódica; eliminar malos hábitos; hacer ejercicios físicos en forma regular y no tomar medicamentos cuando no se los necesite. Ésa es su responsabilidad individual, nadie puede seguir esas recomendaciones sino usted mismo. La sociedad, por otro lado, tiene que asegurar que la gente tenga una casa donde vivir, educación, prestación medica, recreación y transporte adecuado, factores similares a la segunda propuesta de la Lista de Derechos que propuso el presidente Roosevelt, pero que nunca se llevó a cabo.

Tan simple, pero tan difícil... Usted es probablemente uno de los millones de personas que consumen mucha grasa, azúcares simples en lugar de complejos, pocas proteínas, o que no descansa bien, que busca ayuda médica en los lugares equivocados y que no hace entrenamiento físico de manera adecuada.

He escrito este libro para tener una charla con el público, como una manera de prolongar el diálogo con mis pacientes. Lo he hecho en tiempo de crisis económica profunda comparable a la época de la Gran Depresión, lo que ha urgido solicitar a los lectores que no utilicen el sistema médico en forma equivocada, como en tiempos pasados, y así evitar convertir el remedio en enfermedad. En Estados Unidos hay 45 millones de personas sin seguro médico y otros 25 millones subasegurados. Ellos, como nosotros, deben evitar los instrumentos equivocados en la búsqueda de la salud. Grandes presupuestos están siendo dilapidados y mal utilizados por la burocracia y el fraude, previniendo el uso racional de lo que debería ser un bien común.

Esto es lo que el lector no debe esperar de este libro: otra guía dietética superflua, como la que uno lee y abandona rápidamente (solamente el 2% de la gente que comienza un régimen para adelgazar logra mantenerse con el peso adecuado); drogas milagrosas y curas mágicas; hacer que parezca tener 60 años cuando tiene 80. Pero sí ayudarlo a tener buena salud, energía y ser feliz a cualquier edad.

Es tiempo de entender que, contrariamente a la percepción popular, envejecer no significa la pérdida inexorable de las facultades mentales o la capacidad física. Es verdad que algunas funciones como la memoria se deterioran (por ejemplo, la capacidad de recordar nombres propios o resolver problemas aritméticos), pero eso se compensa con la mejor capacidad de conectarnos con nuestras emociones. Después de todo, nuestros mayores son todavía los más sabios de la tribu.

Clint Eastwood tiene 79 años y todavía dirige películas; Bruce Springsteen nos deleita con su música y tiene 60 años; el notable político Winston Churchill obtuvo el premio Nobel de Literatura a los 70 años, y la madre Teresa trabajó incesantemente hasta su muerte a los 87 años, para nombrar solamente algunos casos. Los ejemplos abundan; sólo basta citar a Gabriel García Márquez, a Oscar Niemeyer o al Dalai Lama para volver a ejemplificar el concepto. No es que sea gente con aptitudes excepcionales, sino que se sacaron de encima el prejuicio de que el avance de la edad nos deteriora mental y físicamente

El doctor Florín Dolcos, miembro de Grupo Cognitivo de Neurociencia de Alberta, Canadá, demostró que personas de edad avanzada manejan mejor situaciones negativas, y en esos contextos funcionan de manera más adecuada que gente más joven. Llegó a esta conclusión investigando cómo funcionan la percepción, la atención, el aprendizaje, la memoria, el lenguaje, el poder de decisión, las emociones y el desarrollo. Demostró que la amígdala, una región del cerebro que participa en la detección de las emociones y la corteza anterior singular, encargada del control emocional, cumplen una función que mejora a medida que avanzan los años. Esto significa que el envejecimiento no es un proceso degenerativo total y que ciertas funciones se perfeccionan con el paso de los años.

Comprometernos seriamente a lograr un buen estado de salud no es sólo una misión física, sino también espiritual.

Ésta es la promesa que realizamos: haga lo que corresponde y sus células estarán en mejor estado que las de otros más jóvenes en edad pero que tienen hábitos insalubres. Un grupo de científicos de la Universidad de Saarland en Hamburgo descubrió que las telomeras de las células blancas de adultos en edad temprana que desarrollan actividad física adecuada son similares en longitud a las de los atletas de edad más avanzada, y mejores que las de individuos sedentarios.

Algunos conceptos básicos sobre las telomeras: los tejidos están compuestos de células; las células tienen organelas, una de las cuales es el núcleo. El núcleo contiene cromosomas donde se encuentra la información genética que se trasmite de padres a hijos. Las células se dividen para formar nuevas células, lo que asegura el crecimiento y el desarrollo. Cuando se dividen, se aseguran que las células hijas tengan la mitad del material genético para poder pasar esta información de una generación a otra.

Cada cromosoma tiene una cubierta protectora que se denomina telomera. Cada vez que la célula se divide, la telomera pierde un poco de longitud y cuando llega a un nivel crítico deja de replicarse; eso significa que la célula ha envejecido, que es lo mismo que decir que el cuerpo humano se ha vuelto viejo. Pero si la enzima telomerasa, que es necesaria para la preservación de la telomera, se vuelve a activar, la célula continúa creciendo y se sigue dividiendo. En otras palabras: hasta cierto punto, el proceso de envejecimiento se detiene o se enlentece. Las telomeras, en ese sentido, son marcadores de la edad celular y de nuestra edad biológica.

Los investigadores han descubierto que la gente sedentaria tiene telomeras que son en promedio un 40 por ciento más cortas que sus pares, mientras que la gente que ejercita, haciendo *jogging* por ejemplo, tiene solamente un acortamiento del 10 por ciento en comparación con corredores más jóvenes. Otro estudio de Thomas LaRocca, de la Universidad de Colorado, mostró que sujetos de 55 a 72 años que cuentan con una capacidad aeróbica máxima (un indicador de estado físico óptimo) tienen telomeras más largas. Esto significa que el ejercicio en forma regular mejora la calidad de nuestras células.

Siempre me he asombrado del hecho de que en ciertas áreas de trabajo uno no necesita una educación formal; por ejemplo, en política. Una persona puede llegar a ser senador o presidente de un país sin haber tomado cursos de relaciones internacionales, economía, sociología, lógica ni otras disciplinas, a pesar de lo cual le confiamos nuestro destino. Por el contrario, es difícil imaginar que se construya un edificio de altura con ingenieros y arquitectos que no estén certificados. Paradójicamente, muchos que no poseen una educación formal en el desarrollo, mantenimiento y preservación de la salud se presentan como gurús o expertos, proponiendo dietas y métodos para mejorar nuestro bienestar que no están científicamente comprobados.

Es hora entonces de que nosotros mismos adquiramos los conocimientos necesarios para descartar lo superfluo, llegar a un estado de salud óptimo y desarrollar la destreza necesaria para ser lo mejor que podemos ser, física y espiritualmente. Es hora de convertirnos en los ingenieros de nuestra propia salud.

Antes de cerrar este bloque, quiero compartir con ustedes algunos de mis pensamientos. Soy médico desde hace más de cincuenta años; al principio de mi carrera trabajé en investigación y luego como gastroenterólogo clínico. He ayudado al indigente, al pobre, al rico y al opulento. Mis pacientes me han visitado más de 250.000 veces, y en esta tarea he dado tanto como pude. Aprendí de ellos y compartí sus angustias, miedos, esperanzas y su felicidad. Pude ayudarlos por saber escuchar y también por mi eterno optimismo. La medicina es mi fe y mi cometido, por lo cual escribí este libro, para que otros puedan permanecer en buena salud y prolongar su bienestar. En esta época de Internet, los buenos consejos están al alcance de todos, pero las malas recomendaciones en temas de salud también lo están.

Las anécdotas en este libro se usaron para ilustrar algunos hechos, pero nunca para perpetuarlas como una verdad. Por otro lado, las afirmaciones científicas que hacemos tienen una base rigurosa, apoyada en estudios de investigación y datos epidemiológicos comprobados, lo cual no quiere decir que estén irrevocablemente en lo cierto. Algunos de los estudios los hemos replicado palabra por palabra cuando son de dominio público y consideramos que trasmiten el mensaje claramente y mejor de lo que uno lo pudiese hacer. Internet me facilitó la tarea de filtrar miles de estudios científicos. Como médico, tengo acceso total a artículos científicos, y he citado los más relevantes para el lector.

Este libro lo he escrito inspirado en aquellos que tuvieron una influencia en mi formación médica y como persona. Cada uno me aportó algo. Marcelo Royer, la maestría; Pablo Mazure, su laboriosidad; Luis Colombato, su humanidad; Samuel Kohan, las ganas de enseñar; Mauricio Schraier, su ingenio; Víctor Perez, sus aportes pedagógicos; Salvador Gorodisch, su profunda devoción a la medicina; Virgilio Lew y Roberto Groszmann, su creatividad.

Isaac Lucchina me permitió descubrir y entender los aspectos humanos de la práctica médica.

Luego, en Estados Unidos, William Bachrach y Philip Schild me ayudaron a afianzar mi formación científica.

El doctor Néstor González Cadavid y Daniel Gutman me ayudaron en modificar lo erróneo y evitar lo superfluo de este libro. Susana Kesselman me alentó para su publicación en Argentina y la difusión en países de habla castellana.

Muchos otros colegas quedan sin nombrar, pero no por eso han sido menos importantes en esta trayectoria.

Mis pacientes han sido siempre mis mejores maestros y nada me ha dado más placer y honor en la vida que poder servirlos. Este libro es otra manera de seguir contestando sus preguntas y de continuar mi función.

CAPÍTULO 1

NUTRICIÓN
UN CUENTO DE DOS CIUDADES
Fueron tiempos mejores; fueron tiempos peores...

1

No es producto de mi imaginación. Era así cuando yo era niño. Cuando se escuchaba al hombre gritando "leche, leche fresca" y el ruido del badajo golpeando el cascabel, mi madre me daba una cacerola vacía y me pedía que la llenara al ras. El hombre y su vaca caminaban lentamente en la calle empedrada. Él descargaba de su torso una banqueta de tres patas, se sentaba y escurría las ubres con sus manos desnudas, llenaba la cacerola y decidía que más o menos había dispensado unos 3 litros y medio y me cobraba 10 centavos. Nosotros vivíamos en un barrio de clase media y teníamos suerte de que el proveedor de leche con su leal animal caminase por las calles. Otros proveedores de alimentos también estaban disponibles.

El vendedor de frutas y verduras caminaba al lado de su poni, que tiraba del carro lleno de productos frescos. Paraba en cada esquina esperando a los vecinos para vender su carga.

La panadería era el santuario de pan, tortas, facturas, caramelos y chocolates, los cuales se cocinaban en las premisas. El olor a pan fresco llegaba hasta la calle. Lo cocinaban tres veces al día, y eso aseguraba su frescura. Nosotros solíamos ir dos veces, apenas salía del horno.

El carnicero efectuaba los cortes de carne con habilidad, pero no sin antes preguntar cómo se iba a cocinar (¿a la parrilla, al horno o cocido?) y cuántos eran los comensales, a continuación de lo cual elegía el corte y la cantidad.

El resto de la comida la comprábamos en el almacén, negocio de ramos generales. Los alimentos se almacenaban en alforjas grandes y pocas veces en paquetes. Si queríamos un kilo de azúcar, se usaba una pequeña pala para extraerlo de la bolsa de arpillera y se envolvía en una hoja de papel de diario. La harina y el arroz también se fraccionaban a la hora de la venta.

Comíamos cuatro veces al día. En el desayuno, tomábamos café con leche (un cuarto de café y tres cuartos de leche caliente en una taza grande, con tres o cuatro cucharaditas de azúcar), acompañado de pan con un aroma que delataba su frescura y su textura, untado con manteca y mermelada. A la hora del té agregábamos facturas. Durante la cena y el almuerzo se comía carne vacuna, que en la Argentina era abundante y barata; la variación estaba en los cortes y en la preparación. Los bifes se cocinaban en la parrilla o se freían. La carne se hacía hervida o al horno. Pescado, pollo, cerdo o pavo se comían sólo de vez en cuando porque eran caros. Los platos para acompañar consistían en huevos, puré de papa, con mucha manteca o aceite de maíz, arroz y vegetales, entre otros. Para beber: agua de la canilla o soda de sifón, que un repartidor traía a casa dos veces por semana, y vino de mesa. La pasta en general era casera, y las salsas se preparaban con tomates frescos. De postre: fruta fresca. La cocina diaria era simple. Eventualmente, mi madre cocinaba platos étnicos sofisticados, sobre todo durante las fiestas o celebraciones, que era cuando la familia se reunía alrededor de la mesa grande.

Nutrición, colesterol, dieta de bajas calorías, sal en exceso, calorías, proteína, azúcares o grasas no eran nunca tópicos de conversación. La leche y el pan implícitamente ocupaban un lugar de privilegio en la mesa, indispensables, siempre presentes, un regalo de Dios; lo que también comíamos era una cornucopia que generosamente nos brindaban las fértiles pampas, pero con algunas condiciones. Los alimentos debían consumirse prontamente para evitar que se echaran a perder; no había refrigeradores eléctricos. Los productos perecederos se guardaban en una heladera de madera forrada en lata, que en su base tenía una bandeja para recoger el agua que se derretía de la barra de hielo. Las provisiones se renovaban cada dos o tres días.

Consumíamos comida orgánica, pero mucha grasa (especialmente animal) y mucha manteca. Paradójicamente, la obesidad era infrecuente.

El lugar: Buenos Aires. La época: principios de 1940.

2

Mis nietos nos visitaban desde Miami. Necesitábamos reaprovisionarnos de comida. Estos chicos no comen, devoran. Mi esposa me dio una lista de comestibles para comprar y ahí me fui. Manejé mi auto hasta el supermercado, estacionar era fácil. Entré al lugar, la escenografía era impresionante. El mercado se extendía en un solo piso, muy iluminado, con pisos limpios y brillantes. La exhibición de los productos de granja, carnes, lácteos, bebidas y artículos de limpieza era deslumbrante. Las pirámides de frutas transpiraban la humedad provista por una manguera. Pero esperen un momento, ¿por qué no se huele el olor a fruta fresca? Ahora estoy en la sección Panadería. ¿Y el aroma del pan dónde está? Se me ocurre parafrasear al poeta argentino Baldomero Fernández Moreno, quien escribió: *Setenta balcones y ninguna flor / ¿a sus habitantes, Señor, qué les pasa? / ¿Odian el perfume? / ¿Odian el color?* Algo así como: *Supermercado lleno de cosas/ ¿a sus habitantes, Señor, qué les pasa? ¿Odian los aromas? / ¿Odian el sabor?*

Mi primera visita a un supermercado en Estados Unidos fue en Mount Rainier, Maryland, en 1959. Viniendo de la Argentina, donde en esa época eran inexistentes, me sorprendió la ingeniosidad del lugar. Fue la primera vez que vi un carrito para colectar las compras, mi primera práctica con autoservicio, y descubrí todo tipo de alimentos y artículos del hogar bajo un mismo techo. Las horas de atención al público se extendían desde las 6 de la mañana hasta la medianoche, cosa que era imposible, en aquel tiempo, en muchos otros países en los que estrictas leyes laborales limitaban las horas de trabajo. No había mostradores, solamente estantes. Noté por primera vez cómo los compradores se convertían en activos participantes en el proceso de adquisición, ya que los asistentes se presentaban únicamente cuando se los necesitaba. La experiencia del supermercado era un tópico de conversación más importante que la visita al Smithsonian, al Lincoln Memorial u otros sitios memorables de la ciudad.

Todavía me sorprende la transformación de esos grandes supermercados, donde hoy podemos encontrar quesos de todo el mundo, pescado de Vietnam, vinos de Chile, aceitunas de Grecia y lo mejor de lo mejor de cualquier parte del planeta. Antes de Internet, era el supermercado el que conectaba al mundo.

Hoy se pueden evitar las largas colas para pagar usando una nueva tecnología, y uno mismo pesa el producto, lo escanea y paga con dinero o tarjeta de crédito sin intervención de personal, lo que representa la esencia misma de autoservicio y una muestra de confianza que el supermercado tiene con sus clientes.

Volviendo a nuestra historia

Comencé en la sección de Lácteos para comprar el primer artículo de la lista: leche. Había muchas variantes: sin grasa, 1 por ciento, 2 por ciento, entera, de diferentes gustos, orgánica, con o sin vitaminas A y D agregadas, predigerida para quienes poseen intolerancia a la lactosa, de cabra, de soja, de arroz almendrado y leche de cáñamo. Luego, en la lista seguía el jugo de naranja. Las alternativas eran muchas: recién exprimido, concentrado, mezclado con jugo de frutilla y otros. Cereales: conté noventa y dos variantes. Tantas eran las opciones que me rendí y llamé a mi esposa para que me ayudara. Cuarenta y cinco minutos más tarde, llegué a casa cargado con seis bolsas de alimentos. Ella olió los tomates y se quejó: "Éstos no tienen gusto, te dije que compres los que tienen ramita." Cuando vio los cereales, otra protesta: "Éstos tienen mucho azúcar", y luego otros cuatro lamentos: "Las frutas no están maduras", "La tilapia es de granja y yo te pedí pescado fresco"; "Esta carne no es magra", "La manteca que te pedí era sin sal". La abundancia hace que la vida sea muy complicada.

El lugar: Los Ángeles. La época: fines de 2010.

3

En 2011, Buenos Aires se parece a Los Ángeles. Corporaciones nacionales y extranjeras han construido grandes supermercados indistinguibles de los de Norteamérica; pero en la Argentina todavía se pueden encontrar negocios de comestibles al por menor. La panadería, el almacén y el mercado persisten y son bien valorados y respetados. Los dueños y sus clientes se dirigen uno al otro usando el nombre de pila y se saludan con un beso en la mejilla. Buenos Aires tiene un sabor europeo. La gente valora el comer; el arte de la cocina es un tópico frecuente de conversación; los restaurantes se preocupan por servir lo mejor y son muy cuidadosos con el ambiente. Los lugares de venta de comida están siempre repletos, incluso en tiempos de crisis. La industrialización de la comida se ve con malos ojos, y sin embargo los supermercados están siempre llenos porque ofrecen fácil acceso y comodidad.

Los consumidores sofisticados saben que no todos los aceites de oliva son iguales; que la carne es diferente si las vacas pastorean en los campos en lugar de alimentarlas con maíz y recluirlas en jaulas; que la calidad del vino depende de la uva y de la manera en que se la procesa y no del *márketing*. Estos conocimientos se extienden a todo lo que es comestible.

Cuando se trata de comida, la gente tiene cierto grado de sofisticación. Los argentinos están orgullosos de que la uva Malbec crezca únicamente en su país, de que las carnes tengan un sabor excepcional porque el ganado se alimenta con pasto que es particular a sus pampas. Los chefs de los restaurantes, por lo general, son descendientes de italianos o españoles y muchas veces han superado el arte de sus antepasados. Son parte de la escenografía de la ciudad.

La comida es un objeto de idolatría con un gran significado cultural; esto hace que se frene la invasión de alimentos industrializados, componentes artificiales, frutas surgidas de la ingeniería genética y vegetales híbridos, entre otros muchos. Los turistas van a la Argentina a comer carne –la cual es abundante, de gran sabor y relativamente barata– y a tomar vinos de Mendoza y Salta, que se consideran entre los mejores del mundo. Los amigos se reúnen durante horas alrededor de la mesa en su propio hogar o en casas de comida. Hay siempre algún restaurante a la vuelta de la esquina, del hogareño al sofisticado.

¿Fueron los años cuarenta la edad de oro de la comida en la Argentina y el modelo que deberíamos adoptar hoy? ¿Debemos volver a la manera de cocinar que el arco iris de inmigrantes europeos impuso en esa tierra? Durante los primeros cuarenta años del siglo pasado la gente provenía en forma predominante de España, Italia y Europa del Este; llegaron con pocas pertenencias pero con un gran bagaje cultural. Se asimilaron rápidamente a su nueva tierra y, asimismo, los nativos del país adoptaron las tradiciones foráneas. Cuando se trataba de comida, los argentinos aprendieron de los italianos a cocinar pasta y pizza, de los españoles comida de pescados y de los húngaros, guisos. Hoy la cocina argentina es una guirnalda de los mejores platos del mundo.

Las comidas eran nutritivas y sabrosas, sin químicos o conservantes. La pasteurización se introdujo a fines del siglo XIX, pero no se adoptó universalmente hasta mediados de los años cuarenta. Las frutas y vegetales debían comerse frescas para evitar su descomposición. Las vacas deambulaban libres en los campos y comían el pasto que tan fácilmente crecía en las pampas. No hacían falta sistemas de irrigación porque las lluvias eran frecuentes. Los alimentos eran abundantes, relativamente baratos y apetecibles. En ese entonces, a pesar de que Buenos Aires era una metrópolis moderna, las comidas eran similares a las de la gente que vivía en áreas rurales. Hoy las cosas son diferentes.

En el campo, que abarca más del 50 por ciento del país, la gente consume lo que producen localmente los pequeños granjeros o las provincias vecinas, y pocas veces los países lindantes. La comida es verdaderamente orgánica. En contraste, muchos de los alimentos en las grandes ciudades provienen del exterior y su manufactura, procesamiento, marketing y distribución son similares a los de países industrializados.

La Toscana, en Italia, es un área de valles, planicies y montañas, con pocas grandes ciudades y muchas pequeñas villas rodeadas de campos con florecientes productos de agricultura. Como en el Buenos Aires de los cuarenta, hay puesteros por todos lados, pero como en otras ciudades modernas, miles de productos se venden en grandes mercados.

Los italianos y los argentinos tienen, por un lado, la conveniencia del supermercado y, por el otro, acceso fácil a alimentos orgánicos. En contraste, en los Estados Unidos predominan los alimentos procesados, y el 95 por ciento de la carne proviene de plantas industriales. Lo mismo sucede con los vegetales y frutas cuya producción y recolección están industrializadas. La gente de las grandes ciudades estadounidenses debe acudir a establecimientos especiales para conseguir productos naturales o a ferias al aire libre que venden productos de la granja al consumidor.

En los países en los que el consumo de alimentos empieza a parecerse al modelo norteamericano, la gente comienza a adquirir las mismas enfermedades. La colitis ulcerosa y la enfermedad de Crohn, dos enfermedades crónicas, que a veces son muy graves, eran raras en Argentina en los años cincuenta, mientras que ahora la incidencia es prácticamente igual a la de Estados Unidos.

La obesidad en la Argentina (o América latina) nunca fue un problema, mientras que ahora lentamente se está transformando en una condición temible, aunque aún no tan prevalente como en Estados Unidos.

En Francia, a pesar del hábito de fumar y de consumir comidas ricas en grasas saturadas, la incidencia de enfermedad coronaria no es tan alta como se supone. No hay una explicación clara sobre este fenómeno. La teoría es que los franceses comen menos comida chatarra, toman más vino tinto, tienen un estilo de vida más activo o una combinación de todo eso.

4

Lo narrado anteriormente es la esencia de este capítulo.

¿Hoy en día comemos mal por culpa del sistema industrial actual que procesa los alimentos? Esto es lo que afirma el investigador periodístico Eric Schlosser en su libro *Fast Food Nation: The Dark Side of the All-American Meal* (La nación de la comida rápida: el lado oscuro de la comida norteamericana).

Michael Pollan, otro autor preocupado por nuestros hábitos comensales, escribió el *best-seller The Omnivore Dilemma* (El dilema del omnívoro), un libro iluminador y controvertido. Él investigó los procedimientos usados en el sistema de producción de alimentos, desde los métodos agrícolas hasta el producto final, y proporcionó evidencias de que su contenido, debido a la manipulación y el agregado de aditivos, es pernicioso para la salud.

En *The End of Overeating: Taking Control of the Insatiable American Appetite* (El fin del comer en demasía: tomando el control del insaciable apetito americano), el doctor David

Kessler, un pediatra, abogado, autor y comisionado del FDA, explica por qué tendemos a comer los alimentos erróneos y cómo podemos romper el ciclo de comer demasiado de lo que nos hace mal.

Estos tres libros y miles de artículos científicos son la base de la noción de que la gente come mal simplemente porque no sabe lo que come. Peor todavía, como explicaremos más adelante, comer comidas procesadas despierta en nuestro organismo un frenesí de comer más de lo mismo, y nos atrapa en una situación paradójica. Como resultado, la gente se enferma y muchos mueren.

En los últimos cuarenta años, nuestras costumbres alimentarias han sufrido una transformación cultural y sociológica que nos hace comer no siguiendo nuestros instintos y deseos sino por imposición de fuerzas externas, como corporaciones que quieren que comamos lo que ellos producen para aumentar sus réditos, independientemente de la calidad.

Cuando eso ocurre, se produce un cambio en la anatomía y la fisiología del cuerpo humano que facilita la aparición de enfermedades. Al lector todo esto le puede parecer extraño y hasta poco creíble, pero en los próximos capítulos voy a mostrar cómo, al igual que en los experimentos de laboratorio con animales, en el humano se produce una alteración de las funciones naturales por el efecto que provoca la comida malsana. Cuando eso ocurre, aparecen diversas enfermedades que eran infrecuentes cincuenta años atrás, *sobre todo la obesidad, una calamidad que es responsable de la aparición de un sinnúmero de otros padecimientos asociados.*

5

Hoy la obesidad es una epidemia universal; una condición alarmante asociada con enfermedad cardiovascular, hipertensión arterial, accidentes cerebrovasculares, diabetes, artritis y ciertos cánceres, como el de mama y el de vesícula biliar. Es un problema de salud pública con múltiples connotaciones: acelera la aparición de enfermedades (con todas las temibles implicancias a nivel personal y familiar) y es una carga financiera para la sociedad, porque de una manera u otra todos compartimos el costo de los cuidados médico, ya que cuanto más aumenta la cantidad de gente enferma, más aumenta el costo de la prestación de salud para los demás.

Una manera de resolver el nuevo paradigma del sobrepeso es entender la obesidad en el contexto amplio de cómo Estados Unidos ha llegado a ser una nación de gordos, la misma tendencia que se observa hoy en muchos países, reconocer las connotaciones mórbidas y distinguir los mecanismos que hacen que una persona se pueda mantener dentro de su peso normal y otras no, con las consecuencias que esto acarrea.

El aumento de la grasa corporal se entiende mejor midiendo el Índice de la Masa Corporal (IMC), o *Body Mass Index* en inglés (BMI), que es la relación entre el peso y la altura usando el sistema métrico. En términos más concretos, es el cociente entre el peso en kilogramos dividido por el cuadrado de la altura en metros. Por ejemplo, si usted pesa 69 kilos y mide 1,72 metros, su IMC es 69/1,72 al cuadrado, o 23,3. Se puede simplificar esta tarea usando las tablas disponibles en Internet. Es más importante conocer nuestro IMC que el peso, y constituye un parámetro de salud tan importante como la presión arterial y el colesterol.

El Instituto Nacional de la Salud de Estados Unidos (NIH), el organismo del gobierno más importante del país en investigación bioquímica y médica, ha establecido cuatro categorías de IMC: menos de 18,5 *subpeso*; 18,5 a 24,9 *saludable*; 25,0 a 29,9 *sobrepeso* y más de 30, *obeso*. A estos parámetros podemos agregar otra categoría: la de *obesidad mórbida* cuando el IMC es mayor a 40.

Los pacientes con sobrepeso usan más recursos médicos, afectando el costo médico total. Esto es crítico porque el costo es un componente crucial para acceder al cuidado de la salud. Si se pudiese controlar la obesidad podríamos disminuir sustancialmente el costo de la prestación de salud. La gente con sobrepeso requiere equipos diferenciados, desde asientos más anchos en los aviones, mesas especiales para radiografías o tomografía computada, ensanchamiento de las puertas giratorias, entre otras cosas, lo que crea un gasto adicional a la sociedad.

Es una verdad indiscutible que la obesidad es una condición terrible que debe encararse seriamente; a pesar de esto, es parte de un debate social peculiar. Muchos obesos no quieren ser tratados con condescendencia y resienten el hecho de que la sociedad los mira como a una casta inferior. Para contraatacar lo que perciben como una agresión, han formado grupos en Estados Unidos para defender su postura; por ejemplo, creando un eslogan como "la obesidad es bella" o usando Internet para propagar su postura. También han encontrado médicos que los defienden argumentando que la obesidad no es un problema de salud y citan artículos en revistas médicas que ilustran algunos efectos benéficos de la obesidad, aquellos que demostraron que pacientes con sobrepeso responden mejor a la hemodiálisis que otros enfermos o que evolucionan mejor que sus contrapartes cuando están afectados por alguna enfermedad arterial periférica.

Ellos aducen que la obesidad es un rasgo como otros y no una condición médica, y perciben que la sociedad tiene hacia ellos una actitud de desprecio, se sienten minusvalorados, abusados y resienten los chistes sobre gordos. Rubens, el famoso artista del siglo XVII, celebraba en los lienzos a mujeres regordetas; en aquella época tener algo de sobrepeso era un signo de estatus y riqueza, como lo era la palidez (solamente los campesinos y la clase trabajadora estaban expuestos al sol y estaban tostados o eran delgados porque no contaban con los medios para saborear grandes comidas). Rubens es su héroe.

Aunque simpatizo con su clamor de ser considerados gente "normal", los defensores y promulgadores de la obesidad que participan en cruzadas de aceptación de la gordura producen más mal que bien; una cosa es que la gente gorda haga una campaña para que no se los discrimine, y otra es imponer un punto de vista que tiene una implicancia alarmante en el tema de la salud.

Curiosamente, no fue hasta principios de los noventa cuando se llamó la atención acerca de que el peso de los norteamericanos estaba mostrando una peligrosa tendencia ascendente. Katherine M. Flegal, del Centro de Control de la Enfermedades, presentó datos epidemiológicos que mostraron ese ascenso. La comunidad médica se enteró, por primera vez, de que la incidencia de la obesidad era tal que se constituía en un grave problema de salud.

Como siempre ocurre en los Estados Unidos, cuando algo se pone de moda, muchos aprovechan para poner en práctica nuevas ideas: crearon centros dietéticos en todo el país; la industria alimentaria desarrolló mejunjes de bajas calorías a precios razonables, gurús expertos en dietas brotaron como hongos; se escribieron libros que se convirtieron en *best-sellers* del día a la noche. *La dieta médica Scarsdale* se convirtió en una sensación por unos pocos años (luego, cuando su autor, el doctor Tarnower, fue asesinado por su amante, el programa recuperó su fama). *La dieta revolucionaria Atkin's* se hizo popular en 1972 y se crearon múltiples franquicias para vender productos relacionados con ese programa.

Mucha gente aprovecha ciertas situaciones para su beneficio personal usando ingenio y capacidad empresarial. Algunos lo hacen utilizando medios honestos y otros, fraudulentos.

6

Los números son elocuentes. En los Estados Unidos, donde se cuenta con estadísticas más precisas, las cifras son alarmantes. El 64 por ciento de la gente está por encima de los criterios de peso considerados normales: 30 por ciento tiene sobrepeso y 34 por ciento es obeso (una distinción muy importante), y más del 30 por ciento de chicos tiene problemas de peso (en Luisiana el 44 por ciento de los niños son gordos). Los individuos ganan peso porque desarrollan poca actividad física, porque comen mucho o por una combinación de ambos factores.

Esto era un problema predominante (pero no exclusivo) de la población norteamericana, pero ahora otros países desarrollados y en vías de desarrollo están poniéndose a la par. Frances Delpeuch y colaboradores relatan en *Globesity: A planet out of Control* (Globosidad: un planeta fuera de control) que la obesidad como enfermedad afecta todos los continentes. Esto es sorprendente, ya que uno esperaría que en los países donde las entradas económicas son magras la gente no dispusiera de los medios para comprar y comer comida más allá de sus necesidades. Pero la causa del exceso de peso es precisamente el consumo de comida chatarra, que es relativamente barata.

Hace unos diez años, traté en mi consultorio a un paciente que medía 1,73 metros y pesaba 118 kilogramos (IMC: 39,33). Entre otras afecciones tenía una osteoporosis severa, condición rara en un paciente joven y de sexo masculino. Ésta se caracteriza por huesos frágiles debido a una reducción de la densidad mineral; no es infrecuente en mujeres después de la menopausia. Le pedí que llevara un diario de su consumo de alimentos por dos semanas. Su dieta consistía predominantemente en carbohidratos, era hipercalórica, pobre en vitaminas y calcio, lo que explicaba su condición. Pesaba 118 kilogramos, a pesar de lo cual... ¡estaba malnutrido!

Ésta es la falacia de parecer tener en buena salud (como los obesos) y estar verdaderamente sano. Lo que hay que destacar es que muchos parecemos estar en condiciones físicas adecuadas y nos sentimos fuertes, y a pesar de ello podemos estar albergando alguna enfermedad, lo cual acentúa la necesidad de exámenes físicos en forma regular, sobre todo si tenemos varios kilos de más. Es sorprendente que llevemos nuestro automóvil a lugares de mantenimiento en forma periódica, conservemos nuestra casa en buen estado, y al mismo tiempo releguemos nuestra visita al médico o no sigamos su consejo de cambiar hábitos alimentarios o hacer ejercicios físicos.

Luego de muchos años de comer inadecuadamente comienzan a aparecer las enfermedades. Coma mucha sal y desarrollará hipertensión arterial, coma los azúcares equivocados y podrá contraer diabetes. Coma proteínas solamente y podrá contraer una enfermedad cardíaca. La gota, que antes era una enfermedad que afectaba predominantemente a gente rica, ahora se está haciendo más frecuente por el alto consumo de carne y pescado.

Los viejos tiempos, al menos en lo que se refiere al comer y su relación con las enfermedades, fueron los buenos viejos tiempos. La comida era más sabrosa y no nos enfermaba. El surgimiento de la obesidad y los conocimientos sobre ella han creado el consenso de prestar más atención a lo que ingerimos, a la composición de los alimentos y a la manera de cocinar, a pesar de lo cual la obesidad todavía es un serio problema de salud pública. Es tiempo de hacer algo para revertir esta tendencia.

Debemos rehusar comer hamburguesas preparadas con aderezos agregados porque no es infrecuente que estén contaminados con E. Coli, enfermando algunos y matando a otros (en los Estados Unidos, hay 76 millones de casos de enfermedades originadas de fuentes alimentarias, lo que resulta en 5.000 muertes anuales); o maíz tratado con insecticida y herbicidas, que investigaciones clínicas y experimentales demostraron que producen daños en el organismo, o postres suculentos... Como veremos más adelante, la lista de *manzanas prohibidas* es interminable. Debemos encarar seriamente nuestra manera de comer. Debemos recuperar el poder de hacer lo que es correcto antes de que sea demasiado tarde y lleguemos a un punto sin retorno.

La buena nutrición es el primer paso en la construcción de nuestro bienestar. Usted va a sorprenderse de cómo se puede adquirir una salud excelente comiendo lo correcto en cantidades adecuadas, y cómo esto puede ayudar a generar resistencia a las enfermedades y hasta revertir condiciones médicas existentes, cuando se combinan con otras medidas.

7

Conceptos básicos

En orden de ser los dueños de nuestro destino, al menos en lo que se relaciona con la salud, uno debe tener ciertos conocimientos básicos. Usted quizás no sepa el principio de la combustión interna del motor que mueve su auto, pero por lo menos sabe que éste no funciona con el tanque vacío y además, si algo no anda, una luz en el tablero lo alerta de que hay algo que no está bien. Desgraciadamente, cuando hay una disrupción lenta del bienestar, no hay artilugios que avisen que algo lo está por enfermar. A veces, cuando aparecen los síntomas es muy tarde.

Tener un entendimiento mínimo de las funciones corporales es una manera de poder darse cuenta de que en su organismo algo falla.

Cuando se trata de su salud, los conocimientos le van a dar el poder de efectuar las decisiones correctas, y hacer lo que recaiga en su beneficio por su propia iniciativa. Una vez que tenga los conocimientos necesarios, podrá estar en condiciones de usar su cerebro y sus emociones para hacer lo adecuado. Podrá descartar atracciones falsas, evitar la seducción que producen las publicidades televisivas, evadir el consumo de sustancias nocivas y salir de su apoltronamiento cuando mira televisión o la computadora en forma excesiva.

Los conocimientos de temas de salud son fantásticos.

La primera pregunta fundamental es: ¿cómo agregamos kilos innecesarios a nuestro organismo? La respuesta es simple y complicada al mismo tiempo. Es de esperarse que, como con otras funciones automáticas de nuestro cuerpo, el peso debiera oscilar poco dentro de lo que se considera normal. Es lo que hacen nuestro corazón y nuestros pulmones; por ejemplo, nuestro corazón late de 72 a 80 veces por minuto en condiciones basales, y la respiración tiene una frecuencia de 12 a 18 veces por minuto. El corazón y los pulmones ajustan la frecuencia basal para compensar nuestras necesidades; si hacemos ejercicios vigorosos, la frecuencia cardíaca y la respiratoria aumentan, respondiendo al desafío de proveer más oxígeno a los tejidos, y lo hacen en proporción con la exigencia requerida dentro de ciertos límites.

Los ejercicios efectuados durante largo tiempo hacen que el corazón palpite a una frecuencia menor en estado de reposo (digamos, de 72 a 46) porque el corazón se convierte, por efecto del esfuerzo prolongado, en una bomba más efectiva, y puede en un latido proveer la misma cantidad de oxígeno que antes proveía con dos.

Lo mismo ocurre con otros mecanismos del cuerpo. Esa capacidad de mantener estables las diferentes funciones del organismo se denomina homeostasis. En orden de evitar una catástrofe, el cuerpo está siempre vigilando lo que le pasa y tiene un firme control de cada función. Cuando se trata de la regulación del peso corporal, se podría suponer que nuestro cuerpo, que es tan sagaz, atendiendo a los principios de la homeostasis debería hacer que nuestro apetito disminuyera, y así dejaríamos de comer en exceso, o al menos debería proveer algún mecanismo automático para quemar el exceso de calorías.

Pero esto no ocurre con todos; algunos tienen una necesidad permanente de comer, y cuanto más comen más peso ganan. Esto no es sorprendente, porque nuestro organismo se comporta bien con nosotros cuando nosotros nos comporta-mos bien con él. Es interesante notar que cuando los animales domésticos no se mueven demasiado y los sobrealimentamos se vuelven obesos, cosa que no sucede con los animales salvajes, que comen sólo de acuerdo con sus necesidades, y de esta manera conservan el mecanismo homeostático intacto.

Hay muchos ejemplos de abuso y falla física: los fumadores pierden parte de su capacidad funcional porque el daño pulmonar altera la respuesta fisiológica; los adictos a la cocaína tienen daño cardíaco, déficit de función e insuficiencia del corazón. Asimismo, comer demasiado provoca enfermedades. Éstos son tres ejemplos en los que un agente nocivo externo produce una quiebra de la función. *Comer demasiado se vuelve tóxico como el tabaco, las drogas o el alcohol en exceso, y, como éstos, lleva a una adicción.*

El exceso de peso debe ser visto como un daño que desencadena una disfunción de nuestro fantástico mecanismo homeostático y altera la forma y la función de cada célula.

Los dos elementos cruciales del peso son ingesta y gasto. Ingesta se refiere a las calorías que tomamos o comemos, y gasto, a las calorías que quemamos cuando llevamos a cabo nuestra rutina diaria. En orden de mantener la función normal de nuestros órganos y mantener nuestra actividad cotidiana, necesitamos energía, que es suplida por lo que comemos. La comida es nuestro combustible. El requerimiento promedio de calorías es de 1.800 a 2.000 por día. Este número se modifica en función de crecimiento, embarazo, edad, sexo, altura, cantidad de actividad física y otras variables.

He aquí una *desviación* de lo normal: existe un individuo de 26 años que come de 8.000 a 10.000 calorías diarias. Su altura es de 1,93 metros y pesa 89 kilos. Está en excelente estado físico. Su peso es estable, lo que significa que su gasto calórico diario debe estar en alrededor de 10.000 calorías. De desayuno come sándwiches de huevos fritos, durante el almuerzo y la cena –entre otras comidas–, pastas y pizza, y sin embargo está en perfecto estado de salud. ¿Sabe de quién se trata?...

He aquí algunas claves. No es un banquero, pero gana tanto dinero como si lo fuese; trabaja menos horas, pero en forma más intensa, y ganó catorce medallas olímpicas de natación. Su presunción es correcta. Se trata de Michael Phelps. Él entrena de cinco a seis horas diarias. Ya que nadando en forma recreativa uno quema 500 calorías en una hora, Michael durante su vigoroso entrenamiento debe de quemar 1.500 por hora. La misma ingesta que él hace en una persona sedentaria produciría obesidad y enfermedades de todo tipo, desde problemas de corazón hasta un cáncer, para nombrar sólo unas pocas.

El ser humano y los animales vienen bien equipados para sobrevivir y para la conservación de la especie. El hambre, la sed y el deseo sexual son necesarios para mantener y perpetuar la especie. El reino animal (nosotros incluidos) posee una máquina perfecta que se hace imperfecta sólo cuando interferimos en su función.

Tenemos hambre cuando nuestro sistema de alarma nos dice que es hora de reaprovisionarnos de la energía que la comida provee, esta energía se almacena y se usa cuando la necesitamos, para crecer, movernos, combatir enfermedades, hacer el amor, pensar, esencialmente para vivir. Todo empieza en el cerebro, específicamente en el hipotálamo, un centro de comando situado detrás de los ojos. El hipotálamo controla una amplia variedad de funciones: la conducta sexual, la producción de hormonas, las emociones y los comandos al sistema autonómico nervioso periférico, que es el responsable de las funciones cerebrales, como la respiración, la regulación de la frecuencia cardíaca, la función digestiva y la transpiración, entre otras.

Una multiplicidad de sistemas interviene en la regulación del acto de comer. El hipotálamo (como todas las células, tejidos y órganos del cuerpo) constantemente habla con otros órganos. Interactúa con el estómago que libera grelina, una hormona que estimula el apetito. Esto inicia una cascada de situaciones con consecuencias metabólicas en el hígado, el páncreas y el sistema endocrino. También se produce grelina en el *núcleo arcuato* del hipotálamo y, entre otros, tiene un rol en el proceso de aprendizaje. Cuando comemos lo suficiente, la grelina les dice a las células grasas del cuerpo que liberen otra hormona, leptina, que otorga una sensación de saciedad, lo que hace que paremos de comer.

Para hacer este concepto más grafico: un recién nacido está irritable, inquieto, se despierta: tiene hambre; en ese momento libera una cantidad considerable de grelina. Después de que la madre lo alimenta el bebe se sacia, libera leptina, tiene entonces una sensación placentera, la hiperirritabilidad se le va y se vuelve a dormir. Esto se repite una y otra vez en forma cíclica, lo que asegura que el bebe recibirá la cantidad que necesita para crecer y desarrollarse. Este espléndido mecanismo funciona perfectamente bien, pero con ciertas limitaciones. Sólo el humano altera su función. Comer más de lo que se debe en cualquier etapa de nuestra vida desequilibra el organismo y el balance inicial es difícil de restaurar.

Al principio del capítulo preguntábamos por qué se produce una quiebra en el mecanismo fisiológico que termina produciendo obesidad. Como vimos, la cosa no tendría que ser tan complicada. Igualemos las calorías ingeridas con las calorías gastadas, problema resuelto ya que la naturaleza nos ha provisto de preciosos mecanismos regulatorios para estar en buena forma física y saludables. Descartando un factor genético que predispone a un individuo a ser obeso (y en realidad sabemos poco del papel de los genes y la obesidad), la respuesta al paradigma de la obesidad ha sido buscada por los científicos durante décadas.

Algunos dirigieron sus investigaciones en tratar de encontrar una sustancia que hace que la gente coma mucho, otros midieron los diferentes niveles hormonales en los gordos y los compararon con los normales, mientras que otros se abocaron al estudio del rol que tiene el cerebro en impedir que uno se mantenga en su peso ideal, con la esperanza de encontrar la pieza fundamental de esta encrucijada. La respuesta parece ser simple, independientemente del mecanismo que induce a la obesidad:

Somos gordos porque comemos demasiado o no nos ejercitamos físicamente. A veces, comemos para calmar nuestra ansiedad o para superar un estrés emocional; la comida actúa como un chupete o un antidepresivo, por lo cual, comemos más de lo que debemos. El problema se complica por causas ambientales que resultan en una alteración de nuestra fisiología. Nuestro estilo de vida influye en nuestra salud y a veces no está relacionado con nuestras necesidades físicas, emocionales o nuestras inclinaciones, pero por el diseño de otros. La comida es más barata y accesible que nunca.

La industria alimentaria quiere que comamos más y más porque, mientras más comemos, más dinero gana. Ellos tienen el poder y el capital para seducirnos y así comamos lo que venden. Sus estrategias de mercado son poderosas e incontenibles. Es la abundancia y accesibilidad a bebidas, comidas envasadas y alimentos dañinos que están por todos lados, como lugares de comida rápida, restaurantes y mercados, que nos enferman y convierten en una población de gordos en la que estudios epidemiológicos muestran una incidencia en aumento de diabetes, cáncer, artritis, enfermedades degenerativas e inflamatorias, falla cardíaca e hipertensión.

8

Recomendaciones dietéticas

La información básica y simple permite reconocer cuáles son los nutrientes dañinos y cuáles los que nos pueden ayudar en mantenernos saludables y en buena forma física. *Aunque pequemos de repetitivos, las proteínas y los azúcares complejos son la parte deseable de la dieta; los azúcares simples y las grasas, especialmente las grasas saturadas como la de origen animal, son nocivas. Estos conceptos deben estar atrincherados en uno para poder discernir lo bueno de lo malo a la hora de comer.* La familiaridad con los nutrientes es el primer paso para modificar nuestros hábitos de comer, de la misma manera que el conocer cómo funciona un aparato permite sacar el mayor beneficio de él. Luego de un tiempo, cuando uno ya está familiarizado con el contenido de las comidas, no necesita pensar demasiado en qué es lo malo y qué es lo adecuado.

Cuando miramos un partido de fútbol con amigos, tomamos cerveza y comemos papas fritas, embutidos, quesos, salsas, *donuts* o similares, estamos ingiriendo 1.500 calorías o más, que representan más que los 2/3 de nuestros requerimientos nutricionales diarios. Sabiendo que de esa manera estamos dañando nuestro cuerpo, pensaremos dos veces antes de comerlos y los reemplazaremos por cereales, vegetales y frutas secas, como almendras o nueces, que son sabrosas y accesibles.

Los requerimientos nutricionales varían de individuo a individuo, dependiendo de sexo, edad, contextura física, condiciones médicas asociadas y embarazo. Las necesidades energéticas también dependen del tipo de actividades que desarrollamos. Ya mencionamos que Michael Phelps consume 10.000 calorías cuando entrena y que gasta la misma cantidad, lo cual explica cómo alguien que come en demasía puede sin embargo conservarse dentro de los parámetros biológicos normales. Es difícil definir la "persona promedio", pero por razones prácticas aceptamos que los individuos necesitan de 1.800 a 2.000 calorías diarias para mantenerse en un peso normal.

Las calorías que se gastan dependen de diferentes circunstancias: dormir 8 horas por día quema cerca de 560 calorías, estar sentado durante 8 horas, 800; tareas domesticas o ir de compras 3 horas, 600 calorías; ejercicio moderado durante 1 hora, 300; y ejercicio enérgico, como jugar algún deporte o nadar, cerca de 600 calorías diarias. Media hora de actividad sexual, unas 200 calorías.

La cantidad de calorías a consumir varía si uno quiere perder o ganar peso. Para determinar esto hay que tener en cuenta diferentes variantes, como altura y aspecto corporal, y efectuar correcciones de acuerdo con las actividades diarias. Establecer el peso que uno quiere alcanzar facilita la tarea. Nutricionistas, médicos, entrenadores, libros o Internet pueden proveer ese tipo de información. Una amiga, a la que llamaré Laura, tiene un entrenador personal y se ejercita en el gimnasio enérgicamente durante una hora cinco veces por día. Ella comenzó con este programa luego de haber aumentado 11 kilogramos durante el embarazo. Un trabajo tan intenso como el que efectúa debería producir resultados excelentes y tangibles; sin embargo, de esto ya hace tres años y sigue tan gorda como siempre. Laura está en la misma encrucijada que millones de personas que van al gimnasio en forma regular y sin embargo no pierden peso, obviamente porque ingieren más calorías de las que queman. Hacer ejercicio para poder comer indiscriminadamente es una equivocación, aunque es mejor que no hacer ejercicio.

9

La dieta ideal

En la cultura occidental la gente tiene aspiraciones similares, algunos en el terreno material y otros en la esfera espiritual. Todos queremos seguridad, buena educación para nosotros y nuestros hijos, y buena salud. Sabemos que la buena salud está vinculada estrechamente al comer bien y sin embargo no sabemos qué significa esto en cuanto al daño que los nutrientes inadecuados pueden causar; no sabemos cómo lograr una dieta apropiada. Leemos y escuchamos a diario que la buena comida se equipara con bienestar físico y con prevención de enfermedades, y lo que debería ser una propuesta simple, comer comida de buena calidad y beber apropiadamente, termina siendo una actividad difícil.

Si uno no adhiere a la rutina de evitar comer lo que no se debe, tarde o temprano está destinado a enfermarse. Este concepto parecería una abstracción hasta el momento que contraemos alguna patología.

Lo que usted leerá a continuación son verdades simples, sin pretensiones ulteriores y sin adornos. Se conoce exactamente la composición de los alimentos, su valor y su influencia en la salud y la enfermedad. En el pasado, el valor intrínseco de los nutrientes era accesible sólo a profesionales, pero ahora estos conocimientos están en la arena pública para que lo vea y entienda todo el mundo.

La dieta ideal es una que provee una alimentación óptima, tiene buen gusto, es accesible, asequible y fácil de seguir.

El consumo diario de macronutrientes debe incluir: 130 gramos de carbohidratos, 35 gramos de fibra, 50 gramos de proteínas, no más del 30 por ciento de la dieta de grasas, 3,7 litros de agua para hombres y 2,7 para mujeres, ácido linoleico, Omega 6 y Omega3, ácidos grasos, poco colesterol y ácidos grasos saturados, azúcares simples y sal, excepto lo que está contenido en los alimentos.

Permisible y quizás deseable: poco alcohol, preferentemente vino tinto. Y por supuesto, vitaminas y minerales, siendo mejor los contenidos en los alimentos y no en píldoras.

Como es poco práctico medir qué comer de cada cosa, debemos desarrollar una rutina. *El pesar y conocer a fondo el contenido de los alimentos se puede sustituir de una manera sensata comiendo predominantemente carbohidratos de buena calidad —es decir, complejos, y no simples, como los azúcares refinados—, cantidades moderadas de proteínas y tan poca gra-*

sa como sea posible. La dieta ideal debe contener los nutrientes que puedan prevenir el cáncer y mejorar la lucha contra las enfermedades.

Una aclaración: la nutrición es una disciplina en evolución y dinámica, de manera tal que lo que creemos que es correcto hoy puede ser incorrecto mañana, lo que refleja la puja constante por encontrar respuestas a problemas difíciles. Sin embargo, en esta época tenemos bastante información como para delinear una dieta sensata y realista para prevenir o curar enfermedades.

Más de una vez los pacientes contraen enfermedades fatales y preguntan: "¿Por qué me toco a mí, que siempre he comido bien y he estado en buena forma física?". Este tipo de preguntas nos vuelve más humildes a los médicos porque no tenemos todas las respuestas. Pero tenemos algunas; de eso se trata este libro al describir los pilares sobre los que se apoyan los conceptos del bienestar. El saber da poder.

Por ejemplo, la exposición a asbestos causa mesotelioma una condición que afecta a los pulmones y otros órganos y es invariablemente fatal; el mercurio en exceso produce problemas neurológicos; vitamina D en exceso puede producir problemas cardíacos y la lista de tóxicos ambientales es interminable. De lo que se deduce que tener conocimientos apropiados puede prevenir contraer enfermedades. Los agentes nocivos están en todos lados, en la comida que comemos, el agua que tomamos y el aire que respiramos por lo cual debemos identificarlos y desarrollar estrategias para evitarlos.

El cáncer y otras enfermedades son multifacéticas en cuanto a su origen y su comportamiento. Experimentos animales, estudios clínicos, análisis epidemiológicos, investigaciones químicas y estudios de laboratorio son algunos de los métodos que los científicos usan para resolver el enigma de las enfermedades. La teoría es que agentes externos (como los mencionados más arriba) atacan a un terreno predispuesto (el individuo) y eso desencadena la enfermedad; por lo tanto, el entendimiento de estos dos factores nos permite ejercer cierto control en prevenir las enfermedades.

Los avances en medicina son fantásticos y gracias a ellos se ha alargado la expectativa de vida, aunque a veces no su calidad. El progreso en la comprensión de las enfermedades se puede homologar a una montaña de piedras cuya base se tendió desde tiempos inmemoriales. Hoy estamos muy lejos de haber alcanzado el cénit, muchas más piedras deberán ser añadidas cuidadosa y juiciosamente con lógica y sabiduría antes de que podamos reclamar el éxito.

El doctor David Servan-Schreiber era un médico a quien se le diagnosticó un tumor cerebral en 1994. En esa fecha, él y sus colegas estaban investigando la función cerebral en humanos utilizando un equipo de resonancia magnética (RM). Estaban midiendo la variación en imágenes a diferentes niveles del cerebro en individuos sanos a los cuales se los sometía a tareas mentales con el propósito de estimular el órgano al máximo. Cierto día, el destino hizo que uno de los estudiantes que formaba parte de ese experimento faltase a la cita, por lo cual se le pidió a David que hiciese de voluntario y se metiese en el escáner de RM. Las imágenes mostraron que había algo anormal en su cerebro...

Este hallazgo fortuito fue confirmado al día siguiente por el radiólogo: se trataba de un tumor maligno. Se le extirpó el cáncer y eso fue seguido de quimioterapia y tratamiento con radiación. David se recuperó pero pocos años después el tumor recurrió, por lo cual necesitó otra serie de tratamientos. Entonces, él decidió hacerse cargo del manejo de su enfermedad y, sin abandonar su tratamiento convencional, comenzó a explorar otras posibilidades terapéuticas para evitar una recaída. Comenzó una dieta especial, hacía ejercicios en forma regular y meditación para restaurar su equilibrio mental y emocional. Superó el mal durante dieciséis años (muchos años más de lo que se espera en pacientes con este tipo de tumor), y luego sucumbió a causa de una reaparición del cáncer. El doctor Servan-Schreiber compartió su experiencia en el libro *Anti-cáncer: una manera de vivir*. En uno de los capítulos, explica que la angiogénesis, es decir, la generación y proliferación de vasos en ciertos tumores, es el fenómeno que facilita el crecimiento y la diseminación de muchos tumores. Esto es propiciado por una sustancia que se llama angiogenina, la cual puede ser bloqueada por otra denominada angiostatina. Cuando esta última es predominante, los tumores se achican o desaparecen. Este concepto dio lugar al desarrollo de la droga Avastin –que imita a la angiostatina y es parcialmente efectiva para tratar ciertos tumores– y al descubrimiento de que ciertas hierbas como especias, té verde y hongos contienen angiostatina y pueden bloquear el efecto de la angiogenina.

La inflamación es la respuesta común del cuerpo a cualquier tipo de lesión interna o externa, y es la precursora del cáncer, de manera tal que, combatiéndola, se lo podría prevenir. Además de medicaciones, muchas frutas y vegetales son efectivos para controlar la inflamación, lo mismo que los ejercicios físicos y el equilibrio emocional, temas que se discuten en los capítulos 5 y 6.

Comer bien es complicado y estresante porque no podemos escapar de las influencias culturales. Luego vamos a discutir cómo tener éxito en lograr cumplir con el cometido de alimentarnos bien. La única manera es desenredar el paradigma del sobrepeso, desentrañar los mitos y adherir a un plan sensato. Uno puede llegar al punto en el cual comer bien en cantidad y calidad se vuelve placentero y gratificante.

10

Antes de discutir cómo mejorar los hábitos dietéticos, algunos comentarios sobre comer de más, lo que otros y yo llama-

mos "adicción". Si comer exageradamente es una adicción o una compulsión todavía es discutible; de cualquier manera, debe diferenciarse de otras dependencias como el tabaco, las drogas y el alcohol. Estas últimas sustancias no son indispensables para sobrevivir y deben separarse del comer. La comida tiene efectos calmantes, lo cual es una de las razones por la que algunos, insatisfechos con su vida, buscan solaz en ella.

Muy rara vez, una adicción puede desaparecer si el individuo afectado no abandona completamente esos hábitos. Los alcohólicos no pueden tomar un trago ocasionalmente, los fumadores, prender un cigarrillo de vez en cuando, y los drogadictos, usar una droga para recreación una que otra vez; si hacen eso, invariablemente tendrán una recaída.

Quizás sería mejor entender que comer demasiado es una mala costumbre o un acto de ansiedad, y evitar la culpa y la vergüenza que la palabra "adicción" genera. Así uno quizá podría enfrentar mejor la obsesión con la comida en un nivel diferente, sin tener la necesidad de justificar por qué uno come más de lo que debe y de esta manera eliminar el estrés y la humillación de estar excedido de peso. Comer otorga goce, confort, calma la ansiedad y el estrés, lo que explica por qué comemos más allá de nuestras necesidades. El problema se complica por el fácil acceso a la comida y la atracción que la industria alimentaria crea en forma tan efectiva.

Si comer demasiado es simplemente una compulsión o una adicción, merece otro párrafo. Para el lector puede ser un asunto de semántica, pero para el científico interesado en temas de salud es una cuestión crucial para poder guiar una investigación. Una compulsión puede ser tratada con antidepresivos y técnicas de modificación de conducta, mientras que una adicción requiere programas de desintoxicación, terapia de grupo, participación familiar y modificación de conducta. Esta cuestión todavía no está dilucidada, lo que en parte explica por qué no hay un tratamiento definitivo para la obesidad.

El primer paso para comer bien es reconocer que uno es libre de alimentarse sin que nadie le imponga nada desde afuera; entender que se debe descartar la influencia de la industria alimentaria, que a través del mercadeo y las propagandas trata de persuadirnos y tentarnos a que comamos sus productos.

Usted no debe sentirse avergonzado o mortificado si está comiendo lo que no debe; con el tiempo podrá modificar esta conducta y entender que ocasionalmente podrá comer un plato preferido sin crear estragos en su salud. Usted tendrá una satisfacción física e intelectual cuando saboree un pequeño cono de helado de 300 calorías en lugar de uno grande de 900, porque es su decisión, porque tiene el control de sus acciones.

El hábito de sobrecomer crea una disrupción en el circuito cerebral y una disfunción hormonal que es reversible. La gratificación que da comer mucho puede ser reemplazada por la decisión que da el saber que es uno el que decide qué y cuánto comer. Un conocimiento básico de los nutrientes hará más fácil que uno pueda seguir un plan determinado.

Las dietas no deben ser exageradamente estrictas; uno no debe obsesionarse con el hábito de comer y entender, además, que una comida excesiva en forma ocasional puede ser compensada comiendo menos en otro momento. Hoy es Nochebuena; mamá está preparando un pavo con todas las guarniciones; bien, que así sea, cómalo. Mañana comerá una comida liviana para compensar el exceso de calorías de ayer, sin culpa ni vergüenza.

Las dietas de choque intensivas no funcionan, los supresores del apetito son inútiles, los libros sobre dietas de moda son una pérdida de tiempo y dinero, y los gurús de comidas no sirven para nada.

Tome su tiempo, entienda qué es lo que le conviene comer y no dé el brazo a torcer una vez que emprenda su dieta. A la larga, estar en forma física óptima y con buena salud es un camino espiritual en el cual encontrará lo mejor de usted mismo, donde podrá reconocer su fortaleza y reconocer que tiene el poder de poder cambiar. Si puede conquistar sus malos hábitos podrá resistir otras tentaciones y aflorarán sus mejores cualidades.

Un programa dietético debe siempre estar acompañado de ejercicios y reducción del estrés.

Mucha sal, grasa y azúcares refinados son sus enemigos. Vegetales y frutas frescas son sus amigos. Estas recomendaciones tienen una fuerte base científica. La sal, por ejemplo, cuando se reduce a 3 gramos por día (incluyendo la contenida y la añadida a los alimentos) disminuye, según las proyecciones, el número de nuevos casos de enfermedad coronaria, de 120.000 a 60.000; de ataques cerebrales, de 66.000 a 32.000; y de muertes, de 92.000 a 44.000. Estas cifras son impresionantes y deberían hacer que sacásemos el salero de la mesa.

La carne animal debe ser consumida al mínimo, sobre todo la roja. Carne vacuna o pollo aumentan el colesterol exógeno. Como máximo uno debería comerlos no más de una vez por semana. El pescado tiene aceite Omega y es un buen sustituto de otras carnes.

La nutrición es una disciplina que se ha desarrollado en las últimas cuatro décadas proveyendo un cúmulo de conocimientos que ha beneficiado a pacientes con determinadas enfermedades; la diabetes es un ejemplo prototípico. *Hoy las recomendaciones dietéticas preservan el bienestar, previenen y curan enfermedades, prolongan la vida y aumentan el vigor físico.*

¿Hay una dieta perfecta? ¿Debemos comer como los japoneses o los italianos o los vegetarianos, ya que se sabe tienen una alta expectativa de vida? En realidad no se puede afirmar categóricamente cuál es la dieta ideal, ya que hay un número enorme de variables además de la dieta, como el medio ambiente, el nivel socioeconómico, el nivel de estrés, el estado de felicidad, por nombrar unos pocos, que contribuyen a la longevidad. Sin embargo, se puede decir categóricamente que, siguiendo los lineamientos anteriores en relación con la cantidad y calidad de la comida, es factible prevenir algunas enfermedades y atemperar los efectos nocivos de la progresión de la edad.

Estudios de Dean Ornish y otros de la Universidad de Harvard han demostrado que hay una disminución significativa de la formación de placas en las arterias coronarias en individuos que adhieren a una dieta predominantemente vegetariana. ¿Cómo es entonces que una gran cantidad de pacientes con enfermedad coronaria no siguen este precepto, en contraste con, por ejemplo, los diabéticos, que en general cumplen los requisitos que les demanda una dieta pobre en hidratos de carbono? La respuesta está en que los diabéticos inmediatamente sienten el efecto nocivo de la dieta y se descompensan. En cambio, aquellos con enfermedad coronaria pueden pasar meses o años sin que se le manifiesten síntomas a pesar de abusar de las comidas; desgraciadamente, cuando esto ocurre es a veces muy tarde. Lo mismo sucede con los hipertensos, enfermos con nefropatías, gotosos, entre otros.

Pecando otra vez de repetitivo: es la combinación de calidad y cantidad de lo que comemos lo que determina la diferencia entre salud y enfermedad.

No somos sólo lo que comemos, como dicen algunos, somos lo que pensamos, cómo nos comportamos y lo que podemos conseguir espiritualmente lo que, a la larga, determina cuán sanos seremos. Y todo deriva de lo que sabemos y de lo que hacemos con esos conocimientos.

El conocimiento hace que no necesitemos diferentes dietas de moda porque en el pasado todas nos han fallado. Comer juiciosamente tiene un enorme impacto en nuestro bienestar, felicidad y confort, asegurándonos una vida plena. Cuando se trata de modificar nuestros hábitos, lo que necesitamos es una manera diferente de pensar y un marco de referencia diferente.

Una vez que entendamos los fundamentos que nos guiarán nuestra nueva manera de comer, conseguiremos una satisfacción personal y una sensación de deber cumplido que nos hará vigorosos como un león, inteligentes como un zorro y saludables como una mariposa.

Las siguientes premisas en relación con la comida son esenciales para convertirse en dueño de su destino. Léalas una y otra vez hasta que las incorpore:

- Lea los factores nutricionales de las etiquetas de los envases de comida que describen calorías, conservantes, químicos y sal.
- Evite, en la medida de lo posible, comer alimentos procesados.
- No coma lo que no le gusta; una comida saludable no tiene por qué ser desagradable.
- El exceso de sal, grasas y azúcares refinados es su enemigo.
- Si hoy comió demasiado, compense mañana comiendo menos.
- Las salsas y los aderezos son hipercalóricos, de manera tal que no deje que ahoguen su plato de comida; en cambio, use sólo lo suficiente para darle gusto y lubricar la comida. Si está en un restaurante, pida que los aderezos o salsas se los traigan separados para que usted decida cuánto añadirá a la comida.
- Los productos naturales son mejores que los procesados.
- No deje que los animales visiten frecuentemente su cocina (carne de vaca, ave, cerdo y cabra), a los sumo dos veces por semana.
- El secreto de comer está en la variación, porque comer siempre lo mismo, por más bueno que sea, termina aburriendo.
- Lo natural es mejor.
- Químicos y hormonas agregadas a los alimentos son perniciosos.

- Las frutas y vegetales frescos son mejores que los refrigerados, además tienen mejor gusto, son más baratos y conservan los nutrientes intactos.

- La parte fundamental de la dieta debe consistir en granos, frutas y vegetales frescos.

- Cuatro a seis porciones diarias es lo requerido, y cada porción es una taza llena.

- Los vegetales frescos sirven para aderezar todo; pasta, pizza, ensaladas y ser parte de salsas. Agregan gusto, sacian y son saludables.

- Sea práctico, tenga ensaladas y vegetales ya preparados en su refrigerador.

- Cuando tenga hambre entre comidas, coma una fruta o un vegetal, como zanahoria, pepino, rabanito, lo cual le quitará el apetito.

- Todo alimento libre, bajo o reducido en grasa es bueno.

- Los huevos tienen trece nutrientes de excelente calidad; la clara de huevo se puede comer frecuentemente y el huevo entero no más de dos veces por semana.

- Calorías vacías (azúcar de mesa) hay que descartarlas.

- La fibra es buena; muy buena.

- El vino tinto es bueno, pero no más de dos copas por día.

- No acuda al bufet de todo-lo-que-pueda-comer.

- No vaya a restaurantes que sirven comidas con cantidades excesivas por plato.

- Los lugares de comida rápida no son ni para usted ni para sus hijos.

- No ceda a la tentación del pan y manteca que le sirven en los restaurantes antes de la comida principal, ya que agregan calorías, a veces tanta como la entrada.

- Haga una lista de lo que le gusta y que sea nutritivo, y

conviértalo en la base de su dieta. Otros alimentos y bebidas, como la cerveza, huevos y chocolate, deben ingerirse con moderación.

❧ Coma tres veces por día y dos entremeses en forma de fruta o vegetales.

❧ El secreto está en comer bien, comida orgánica y sabrosa en cantidades apropiadas y que lo mantengan en buen estado físico.

❧ Dietas de moda, extremas, especiales (por ejemplo, sólo proteína, o sólo carbohidratos o sólo grasas), o aquellos productos de un anecdotario cuya eficacia nunca fue comprobada científicamente, no sirven.

Un programa para comer sensatamente es difícil al principio, pero llegará a ser fácil cuando se convierta en una segunda naturaleza. No se obsesione acerca del comer, sino más bien incorpórelo como parte de su estilo de vida. El estrés y la depresión lo harán comer de más, porque la comida alivia y da confort; sin embargo, mucho de cualquier cosa es malo.

El conocimiento, en cuanto al comer, es el instrumento adecuado para erradicar supersticiones y mitos de nuestra vida diaria.

Capítulo 2

NUTRICIÓN
ESCALANDO EL EVEREST

"No importa cuán despacio vamos siempre y cuando no paremos."

Confucio

1

Los alpinistas saben lo difícil que es llegar a la cima del monte Everest. Los intentos han costado cientos de vidas y miles de tentativas fallidas. Son varios los factores que complican el drama de escalar la formación más alta del planeta. El éxito depende de la edad del alpinista, el estado físico, el equipo auxiliar, la selección de la mejor senda, los guías, la interacción con los nativos del lugar y el dinero, entre otras cosas. Es una de las aventuras más difíciles que alguien pueda intentar. Debe parecer ridículo comparar esa hazaña con el esfuerzo de perder peso, pero le pido al lector me permita usar la acción de escalar el Everest como una metáfora. El denuedo y el esfuerzo físico y emocional cuando uno trata de perder peso son similares.

Para el escalador, alcanzar la cima es mágico y lo lleva a un estado de euforia inconmensurable, un sentido de inmensa realización y le hace apreciar la majestad de la naturaleza en todo su esplendor. La cúspide es el entrecruzamiento de aire, agua y tierra, donde nada más existe y lo obliga a volcarse hacia él mismo, a un lugar donde se pueden olvidar perversidades y desgracias.

Para aquellos que intentan perder peso y lo logran, las emociones son parecidas. ¿Por qué no? *Solamente el 2 por ciento de la gente que decide adelgazar logra mantenerse en el peso*

deseado luego de un año, lo que señala claramente la enormi-
dad de la tarea.

Ésta es una cifra impresionante, ya que las estadísticas muestran que los norteamericanos gastan unos 40.000 millones de dólares en regímenes y parafernalia para adelgazar. En un día cualquiera, hay millones de personas tratando de perder peso.

Un caso que ilustra estas dificultades es el de Diego Armando Maradona, el mejor y más talentoso jugador de fútbol de su época, de acuerdo con la FIFA (Federación Internacional de Fútbol Asociado). Cuando se retiró como jugador a los 37 años (una edad muy tardía para lo que es habitual en ese deporte), ganó considerable peso, de 66 a 121 kilogramos. Luego de varios intentos fallidos para adelgazar, recurrió a una cirugía gástrica reductora en Cartagena, Colombia. Después de la operación, se lo vio estilizado y en óptimas condiciones físicas. Luego de cuatro años, volvió lentamente a ganar peso y hoy se lo ve macizo y relleno. Esto subraya el hecho de que hasta medidas extremas como la cirugía no pueden, a veces por sí solas, resolver el problema de la obesidad.

Otro caso ilustre que demuestra las dificultades asociadas con el perder peso es el de Oprah Winfrey, el idolatrado personaje de la televisión norteamericana. En 1992, pesaba 107 kilogramos; en 2001, comenzó una dieta y en 2005 su peso llegó a 72 kilogramos. Se la veía esplendida, saludable y hermosa. La noticia de su logro dio la vuelta al mundo. Se la aduló y admiró por sus esfuerzos; fotos de su esbelta figura aparecieron en muchas portadas de revistas populares y se convirtió en el modelo ejemplar de aquellos que querían adelgazar. Poco a poco, comenzó a ganar peso y luego confesó que la comida era como una droga que usaba para lograr solaz y atemperar su estrés. Luego escribió:

"Yo no tengo un problema de peso, tengo el problema de no saber cuidarme, que se manifiesta en mi peso... La comida es mi droga preferida y la uso por las mismas razones que los adictos a las drogas, para confort, para apaciguarme y para controlar el estrés..."

Si Oprah, con su voluntad y recursos, no pudo controlar su peso, qué se puede esperar del resto de los mortales como nosotros.

En 1985, los doctores Lloyd y Mary Garren inventaron un método ingenioso para poder controlar el peso. Consistía en colocar un balón gástrico en el estómago que se insertaba e inflaba a través de un endoscopio, con la idea de que el balón, al ocupar gran parte del estómago, produciría saciedad y por lo tanto el paciente comería menos y reduciría su peso.

El procedimiento fue aprobado por la agencia estatal FDA, con la condición de que la permanencia del balón en el estómago no se podía extender más de tres meses. Para poder acceder al procedimiento, los pacientes debían pasar primero por una evaluación psicológica e inscribirse en clases de nutrición y modificación de conducta. El fabricante del balón, American Edwards Laboratory, promovió su uso invitando a endoscopistas a cursos en los que se enseñaba cómo usarlo. El ensamble y la remoción ulterior no eran fáciles, pero luego de un tiempo la práctica los convertía en tareas simples.

Yo aprendí la técnica en 1989, apliqué el criterio recomendado en forma muy estricta y lo inserté en cincuenta pacientes. Mi experiencia fue muy desalentadora. Los pacientes perdían peso inicialmente, pero volvían a ganarlo una vez quitado el balón. Además, hubo muchas complicaciones, como la migración del balón del estómago al intestino delgado cuando se desinflaba inadvertidamente, y en muchos casos producía obstrucción intestinal. En la literatura médica, se informó de una fatalidad debida al procedimiento. Por suerte, ninguno de mis pacientes sufrió una complicación durante la colocación o remoción del balón. El procedimiento se abandonó años después por ineficiente y peligroso. Éste es un ejemplo de uno de los muchos inventos para perder peso que no condujeron a nada.

Como cualquier empresa, sea escalar una montaña, empezar un negocio o perder peso, se necesita un cuidadoso planeamiento, comenzando con un estudio del terreno. En el caso de perder peso, terreno significa los factores asociados con comer en términos de calidad y cantidad, la posibilidad de quemar calorías aumentando la actividad física y explorar de qué manera nuestra vida emocional puede afectar el cumplimiento del cometido.

Comer es un placer, y no darse cuenta de cuándo se convierte en una adicción crea un problema serio de salud

Yo dejé de sermonear a mis pacientes acerca de su peso cuando me di cuenta de que los discursos y las reprimendas no servían para nada. Durante mis primeros años como médico trabajaba en el Instituto Nacional de la Salud en la Argentina. Las habitaciones de los pacientes acomodaban dos a la vez. Un día, el director del departamento de Gastroenterología, Marcelo Royer, un destacado profesional conocido en todo el mundo, decidió poner en la misma habitación a un paciente con enfermedad alcohólica de hígado compensada con otro con la misma enfermedad, pero en estado terminal...

Sus intenciones eran buenas. Él esperaba que el paciente que estaba estable, al ser testigo de la miseria del otro muriéndose, fuera a decidir dejar de tomar. Al mismo tiempo, se los sermoneaba sobre los efectos deletéreos del alcohol. Eso nunca funcionó. Enfrente del hospital había un restaurante donde los médicos a veces íbamos a almorzar. Cierto día, cuando entramos al lugar vimos a uno de esos pacientes, a quien le habíamos dado de alta una hora antes, saboreando un plato de espaguetis y tomando una botella entera de vino. La idea de Royer era bienintencionada, quizás no muy ética, y nunca cumplió su propósito.

La obesidad es un problema muy complejo. La compulsión a comer nace de hábitos adquiridos, el ambiente en que nos criamos, nuestras necesidades internas, nuestra personalidad, la dependencia y la falta de conocimiento. En las secciones siguientes explicaremos por qué la gente se vuelve obesa y cómo se crea la adicción a la comida.

2

Cuando comer se convierte en tóxico

Empecemos con la premisa de que mucho de cualquier cosa puede ser fatal. A la larga la gordura, el alcohol, las drogas o el tabaco matan. Otras cosas que dan placer pueden causar daño si se practican en extremo. El sexo es placentero pero la obsesión o la práctica exagerada invariablemente causarán problemas sociales, emocionales y mentales. A pesar de las nefastas consecuencias del abuso, los adictos tienen mucha dificultad en poder controlar sus conductas compulsivas. Debe distinguirse entre la adicción a la comida (o al sexo) y las otras, ya que comer o tener sexo son necesarios para la vida, mientras que las drogas, el alcohol o el tabaco son extrínsecos a la naturaleza humana.

Hay varios aspectos relacionados con comer en exceso, y libros enteros y artículos médicos se han escrito sobre este tema. David Kessler explica en uno de los capítulos de *El fin de comer en demasía: ejerciendo control del insaciable apetito norteamericano* el proceso por el cual comemos más de lo que necesitamos. Escribe que en varios experimentos con animales, los cuales se pueden extrapolar a humanos, si se los alimenta con mucho de algo apetitoso, aumenta el incentivo de comer más allá del estado de saciedad y cuando eso ocurre se entra en un ciclo de perturbación difícil de salir.

Azúcares, grasas y sal son apetitosas porque proveen consistencia, aroma y textura a las comidas, y cuando se agregan ciertos sabores se las convierte en algo sumamente deseable. En animales de experimentación, fue posible hacerlos comer más allá de sus necesidades calóricas al ofrecerles, en un ambiente controlado, una mezcla de nutrientes apetitosos; esto es contrario a la creencia de que los animales mantienen un peso estable. Anthony Sclafari, un investigador de la Universidad de Chicago, mostró que ratas alimentadas con comida de supermercado duplicaban su peso en relación con otras a las que se alimentaba sólo con bolas de alimento. *Eso fue sorprendente porque demostró que, cuando sometemos a animales a nuestra manera de comer, éstos tienen las mismas respuestas biológicas que nosotros.* El acceso fácil a comida gustosa lleva al abuso y es suficiente para promover aumento de peso.

La industria alimentaria ha dominado el arte de crear comidas apetitosas para hacernos sucumbir a la tentación de consumirlas. Esto, unido al marketing y al relativo precio bajo, hace muy difícil parar de comer una vez satisfecho nuestro apetito.

Yo solía ir al restaurante Cheesecake Factory en Beverly Hills, California, en los tempranos años ochenta. El lugar era famoso por sus masitas y las veinte variedades de las tortas de queso. El restaurante era pequeño, pero las porciones que servían eran enormes. El pollo frito, las hamburguesas y el resto del menú hacían agua la boca. El dueño, David Overton, era un individuo agradable y amistoso, muy obeso y un sibarita, no faltaba ni un solo día al lugar para poder atender personalmente a sus clientes. En aquella época, calorías y obesidad, con todas sus implicancias, no se reconocían como un problema de salud pública. El Cheesecake Factory luego se convirtió en una de las cadenas de restaurantes más exitosas, con ciento cincuenta locaciones en todo el país, hoy día valuada en miles de millones de dólares.

Estos lugares de comidas, como otros que ofrecen platos suculentos, repletos de calorías, a precios razonables, son las plataformas de lanzamiento de la obesidad

Kessler añadió otro elemento que explica nuestros excesos, que es la expectativa a la recompensa interna que dicta qué es lo que comemos. La anticipación a la recompensa nos hace comer de más y trastorna el equilibrio del organismo. Y luego agregó: "No es nuestro destino biológico de retornar a un estado de armonía."

La compulsión a comer es algo que observamos en nuestros contemporáneos casi cotidianamente. Vaya a un restaurante con sus amigos y notará cuántos de ellos comerán pan con aceite de oliva o lo untarán con manteca antes de ni siquiera ordenar la comida. Mire al compañero de asiento del avión y verá cuán rápidamente desaparece la comida de su plato. Observe cuántas veces vuelve la gente a la mesa de bufet. Acceso, variedad y costo impulsan a la gente a comer de más.

Comer es placentero porque desencadena una serie de fenómenos fisiológicos que comienzan con la liberación de dopamina en el cerebro y termina con un escape de endorfinas, una sustancia natural similar al opio, que genera una enorme sensación de bienestar. La dopamina se produce en las glándulas adrenales y varias partes del cerebro. Es un neurotransmisor y una neurohormona segregada por el hipotálamo. Es una precursora de la adrenalina (del famoso "torrente de adrenalina"). Cumple varias funciones: movimientos voluntarios (lo que explica el uso de agonistas de ésta en la enfermedad de Parkinson), humor, atención, aprendizaje, lactancia, procesamiento del dolor y sociabilidad y, en lo que se refiere a nuestra discusión, *motivación y recompensa*.

La teoría es que la dopamina se libera durante actividades placenteras como comer o hacer el amor. Fumar o drogas como la cocaína también aumentan la dopamina en el cerebro. Todavía no está dilucidado si esta sustancia provee placer o es un mediador asociado al deseo y a la motivación. Cuando tenemos hambre y olemos comida, el deseo anticipatorio del comer libera dopamina y, por lo contrario, cuando esperamos una recompensa que nunca se materializa, las neuronas de dopamina se inhiben. La dopamina ayuda a elegir.

Cuando vuelvo a Buenos Aires, la ciudad donde me crié, las memorias de mi infancia reaparecen apenas salgo del aeropuerto, lo que me hace apurar a buscar ciertas gratificaciones. Disparo para ir a Freddo, la heladería que vende el mejor helado de sambayón del mundo, o al restaurante Dora, donde preparan los langostinos frescos mejor que nadie. Y me compro zapatos, porque no hay mejor cuero que en la Argentina...

Todo comienza en mi circuito cerebral, donde se libera la dopamina. Es la *anticipación* de recrear, de comer, de consumir que dicta mi conducta. Como resultado, se liberan endorfinas y tengo un flujo interno de "heroína casera" y me pongo contento; en realidad, es mi cerebro hablándole a mi corazón, porque según dicen mis amigos norteamericanos, que son conocedores de comidas, el helado de Haägen-Dazs es más sabroso que el de Freddo, lo mismo cuando comparan los langostinos con los del Mercado de Pescado de Santa Mónica en Los Ángeles. Y los zapatos... son incómodos.

Como decíamos, en la segunda etapa del comer se libera endorfina (de *endo*, interno y *orfin*, morfina). Ésta es una sustancia, como el opio, que se produce en la glándula pituitaria y, al igual que el opio, genera bienestar y analgesia. Cuando comemos, el eje cerebro-aparato digestivo se activa y se produce un juego entre la dopamina y las endorfinas. El Sistema de Control del Apetito (SCA) regula la cantidad que deberíamos comer. Es un centro regulador, como la torre de control de tráfico aéreo, lo que determina nuestra conducta hacia comer y, como ocurre con los aviones, si el sistema falla, nos estrellamos.

El chocolate amargo suizo de Trader's Joe contiene azúcar, avellanas, masa, manteca y polvo de cacao. Una porción de 20 gramos contiene 120 calorías. Es un placer difícil de resistir, lo que hace fácil entender cómo un fanático del chocolate puede hacer que falle el SCA al desarticular el punto de equilibrio responsable de decirnos que hay que parar de engullir, y cuando esto ocurre la conducta del comer se vuelve caótica. El sistema está basado en el mismo programa que el cerebro de los reptiles (la raíz del cerebro es la región más primitiva en la evolución del cerebro, similar a los reptiles actuales), donde el hambre y la saciedad se regulan automáticamente. Este mecanismo puede fallar en los humanos porque la secuencia comer-parar de comer no sigue la lógica de la naturaleza y, como veremos más adelante, pagamos un alto precio cuando alteramos las leyes de la naturaleza.

Mi encuentro con un paciente joven, hace unos cuarenta años, ilustra las complejidades del circuito cerebral. Ernesto era un chico de nueve años de una clase social muy baja. La madre refería que desde hacía varios meses el niño había comenzado a comer tierra. Yo no tenía idea de cuál podía ser el problema y le pedí a mi colega Luis Colombato su opinión sobre el caso. El paciente parecía tener un desorden compulsivo obsesivo; y sin embargo, su conducta en todas otras áreas parecía normal. Luis lo examinó, notó que era delgado y estaba pálido, y que tenía una lengua lisa y uñas frágiles. Ordenó varios tests que mostraron una anemia por deficiencia de hierro. Se le recomendó que tomara píldoras de hierro y, seis semanas después, esa compulsión a comer tierra terminó...

Ernesto tenía pica, una rara enfermedad que afecta sobre todo a chicos y a mujeres embarazadas, y que se caracteriza por la compulsión a comer elementos inertes o sustancias crudas para compensar lo que le falta en una dieta, una situación infrecuente en países industrializados. Colombato explicaba que algunos individuos con deficiencias nutricias tienen un mecanismo neurológico compensatorio responsable de este "desorden alimentario", que en este caso no era más que una respuesta de adaptación para que el cuerpo pudiera conseguir lo que necesitaba. Esto ejemplifica el ajuste delicado del SCA.

Un nutriente es un alimento que mantiene saludable el cuerpo humano, pero en cantidades excesivas se vuelve *tóxico* (que no es lo mismo que decir contaminado o venenoso).

Grasas saturadas, azúcares concentrados y algunas comidas procesadas son tóxicas cuando se ingieren rutinariamente y en grandes cantidades. Para ser más gráficos: las papas fritas cocinadas por inmersión en aceites saturados y la práctica de utilizar el aceite usado para refreír, las fritos de maíz, *donuts*, comidas procesadas con productos químicos agregados, las bebidas gaseosas y otros pertenecen a esta categoría ya que, consumidas frecuentemente y en exceso nos pueden enfermar a largo plazo. En ese contexto, tóxico significa la tendencia de un nutriente de hacer fallar el SCA y, como consecuencia, provocar una falla orgánica. El exceso de sal, por ejemplo, produce hipertensión arterial; el exceso de azúcar puede precipitar diabetes que ha estado en estado latente; alimentos con gran contenido de acido úrico pueden producir gota; y como estos ejemplos, muchos otros.

El Sistema de Control del Apetito es muy sensible y ataques moderados lo pueden hacer fallar al comer vituallas que producen un alto grado de gratificación. La industria alimentaria conoce bien cómo manejar nuestros instintos y ha podido crear miles de alimentos muy atractivos, algunos de los cuales a la larga son nocivos. Siendo muy difícil comprobar que muchos de ellos son tóxicos, es poco lo que organismos gubernamentales (como el FDA) pueden realizar para retirarlos del mercado. Lo único que pueden hacer y hacen es alertar al público de los peligros cuando se consumen durante largo tiempo.

En el capítulo "*El negocio de la comida: creando estímulos de gratificación*", Kessler explica cómo se preparan platos que dan la impresión de ser muy inocentes. Por ejemplo, en un restaurante, una ensalada puede parecer "saludable" por la presencia de la lechuga, pero el aderezo y otros agregados crean una combinación que es alarmantemente hipercalórica. El trabajo detectivesco de Kessler lo llevó a varios restaurantes y plantas de procesamiento de comida y descubrió que nada es lo que parece ser. Los ingredientes artificiales están tan bien desarrollados que se hace muy difícil distinguir una comida natural de una procesada.

La industria de los alimentos, las cadenas de restaurantes y otros nos hacen creer que lo que comemos es bueno para nosotros; al fin al cabo, si algo tiene buen gusto tiene que ser bueno. Pero no es así. Pele la cebolla de las fábricas de comida, y sin importar cómo encubren lo que ofrecen, terminamos siempre en lo mismo: mucho azúcar, mucha grasa y mucha sal. Mucha grasa saturada: arterioesclerosis, infarto de miocardio, derrame cerebral, obesidad y, posiblemente, cáncer de próstata y de mama. Mucha sal: hipertensión y retención de agua. Mucho azúcar: diabetes con todas las consecuencias secundarias, problemas de corazón, riñón, enfermedad vascular periférica, impotencia sexual, neuropatía, por nombrar unos pocos.

El Jarabe de Alta Fructosa (JAF) es hoy de interés esencial por el papel que juega en desencadenar enfermedades.

Uno supone que una lata de salsa de tomate es una combinación de tomates con un poco de sal, aceite y ajo; que las barras de desayuno contienen los mejores nutrientes; que el pan es harina y agua; que las sopas envasadas las cocinan como lo hacía nuestra madre y que el jugo de naranja del supermercado es un brebaje saludable. Éste no es el caso, porque la omnipresencia de JAF, químicos, tinturas, conservantes y agentes que aumentan el sabor proveen un montón de calorías y tóxicos. El exceso de calorías también proviene de las grasas y de las proteínas, pero la fácil disponibilidad y su presencia en casi todos los alimentos convierten a la fructosa en el principal responsable.

La industria alimentaria ha montado una campaña para defender el uso del JAF. En las publicidades por televisión aducen que tienen el mismo valor calórico que otros azúcares. Si bien es cierto, lo que no dicen es que la abundancia y el pobre valor nutritivo hacen a este azúcar poco saludable. ¿Quién esperaría que el yogur, con su fama de alimento saludable, contenga JAF? Como éste, otros alimentos como quesos, frutas y vegetales envasados, una vez que son procesados y sujetos a la manipulación industrial, se contaminan con una larga serie de ingredientes indeseables.

Las plantaciones de maíz utilizan fertilizantes e insecticidas, y muchas veces los cultivos se hacen en la misma tierra año tras año en lugar de rotar con otros cultivos, lo que hace que el suelo se erosione. Esto añade una ofensa ecológica al dilema del JAF.

La industria de la bebida apoyó un estudio de investigación que mostró que la fructosa del maíz es similar a otros edulcorantes. El hecho de que sea igual al azúcar de mesa no niega que el azúcar de mesa es tan malo como la fructosa, porque ninguno de los dos tiene valor nutritivo.

Los azúcares son mejores cuando son parte de contenido de frutas y vegetales frescos, porque integran un complejo que además contiene vitaminas, minerales y fibra.

Otros ingredientes comunes en las comidas procesadas son grasas saturadas o parcialmente hidrogenadas que aumentan el colesterol y además contienen nueve calorías por gramo, que es más del doble que los hidratos de carbono y las proteínas.

Cuando se trata de grasas, debemos hacer una distinción: grasas no saturadas en moderación son recomendables porque disminuyen el colesterol y la lipoproteína de baja densidad (el colesterol malo). Los ácidos grasos Omega 3 son beneficiosos porque disminuyen el riesgo de enfermedad coronaria y ayudan a bajar la presión arterial. El Omega 6 es bueno siempre y cuando mantengan una relación de menos 3 a 1 con el Omega 3, en caso contrario se vuelven perniciosos ya que pueden producir inflamación de las arterias por el alto contenido en ácido linoleico; sin embargo, un estudio de febrero de 2009, publicado en la revista *Circulation: The Journal of the American Heart Association* por William S. Harris de la Universidad de Dakota del Sur, mostró que, cuando se incorpora del 5 al 10 por ciento del contenido calórico de la dieta en forma de Omega 6, la incidencia de enfermedad coronaria disminuye por lo menos un 24 por ciento. Estas dos posiciones contrarias hacen que se necesiten más estudios para aclarar la polémica.

Es nuestro estilo de vida, en el que la comida ocupa un rol central y la falta de responsabilidad social y corporativa desencadena el hábito de satisfacer la necesidad de comer en forma desmedida.

Debido a que el 60 por ciento de la gente tiene sobrepeso, surge la pregunta: ¿cómo es que el otro 40 por ciento tiene peso e índice de masa corporal normales? Ésta es una cuestión difícil de contestar, porque el problema tiene muchas facetas: biológicas, sociales, políticas y ambientales. Éstas son algunas de las incertidumbres:

¿Es el sistema límbico de los no obesos resistente a los estímulos perniciosos?

¿Estamos todos a la merced de la industria alimentaria que nos incita a comer más y más?

¿Somos libres para decidir qué comer cuando estamos bajo estrés ya que la comida sirve para proveer confort y disminuir el sufrimiento?

¿Debemos ser juzgados por comer una hamburguesa sin queso que cuesta un dólar, cuando no tenemos dinero para comprar comida más sana?

¿Tiene la gente obesa un circuito cerebral que precipita la aparición de una cascada patofisiológica que está fuera de su control?

¿Está la relación grelina (estimulante)/leptina (inhibidor) alterada en los obesos?

Todavía hay más preguntas relacionadas con el hábito de comer, y las respuestas son biológicas y existenciales.

Nuestros conocimientos son más profundos en el área sobre conducta anormal que normal, porque en general se investiga a aquellos que tienen un problema de peso y no a los individuos sanos.

Gail Zweigenthal, la exeditora de la revista *Gourmet*, es esbelta y delgada. Ella dijo: "Si me siento gorda, comer no me da placer." Esto puede ser verdad para aquellos que tienen un peso normal y buena salud, porque encuentran más satisfacción al poder ejercer control de lo que comen. Mi teoría es que el sistema de recompensa mediado por la dopamina se pone en funcionamiento no sólo por los estímulos sensoriales que provoca la comida sino también por la gratificación intelectual y emocional que uno tiene cuando puede ejercitar una voluntad fuerte.

En otras palabras, la recompensa (liberación de endorfinas y sustancias similares al opio) es la misma si comemos demasiado o cuando hacemos el esfuerzo de parar de comer cuando llegamos a la saciedad. Cuando la gratificación sensorial o intelectual se exagera, se vuelve patológica y como consecuencia desarrollamos un desorden alimentario: obesidad si comemos mucho, bulimia si comemos poco.

Cuando el delicado equilibrio entre la necesidad energética (comida) y el hedonismo (comer de más) se rompe, se exagera el consumo.

3

¿Qué ha ocurrido con la industria de los alimentos? En el parágrafo "Cuento de dos ciudades", rememorábamos los tiempos en que la leche se proveía directamente de la vaca y decíamos que los vegetales y frutas eran orgánicos y frescos. Eso era setenta años atrás. Poco a poco, las costumbres cambiaron.

Al principio, la leche se vendía en botellas de vidrio, luego en cartón, y después se adoptó la pasteurización casi en forma universal; durante siglos, los alimentos se preservaban utilizando sal, azúcar y vinagre, el pan se comía el mismo día que se cocinaba (de lo contrario se echaba a perder), la leche achocolatada —una bebida deliciosa— era simplemente eso: leche y chocolate. Posteriormente, surgió la necesidad de transportar los alimentos a largas distancia y así se crearon otro tipo de agentes para conservarlos.

La competencia entre los diferentes fabricantes los llevó a inventar productos híbridos que lucían bien, eran baratos pero no necesariamente más saludables. Las frutillas rojas y grandes, el tangelo, una mezcla de pomelo y mandarina, el aprium, un cruce entre ciruela y damasco y otros cincuenta híbridos fueron introducidos al mercado. Los productos que contenían azúcar, sal y harina se empezaron a conservar con diferentes componentes químicos y se vendían envasados. Envolver un alimento se convirtió en cosa del pasado, y se comenzó a usar latas, envases de plástico, frascos y otros recipientes.

Las frutas ahora se ofrecen sin madurar para evitar que se echen a perder con el tiempo; antes las frutas y los vegetales eran de estación y conservaban los nutrientes intactos. Había cierto alborozo en la expectativa que traían las estaciones: melones, frutillas y peras en la primavera; mangos y uvas en el verano; naranjas y peras en el invierno. El advenimiento de la refrigeración y las formas rápidas de transporte hicieron desaparecer la espera y la alegría de la expectativa y, para peor, las frutas migratorias pierden sabor y aroma.

Tiempo atrás, los vinos contenían pequeñas cantidades de sulfitos pero luego se agregaron más para aumentar la fermentación, prevenir la oxidación y evitar que se echen a perder rápidamente; las carnes no tenían nitritos y nitratos agregados, lo cual se cree son carcinogénicos; el queso, los encurtidos, mermeladas y muchos otros contienen benzoatos, sorbatos y compuestos antimicrobianos.

Muchos pescados se crían en granjas, a veces en lugares tan lejanos como Vietnam; otros tienen apariencia de pescado pero gusto a plástico.

Los ingredientes artificiales se agregan para dar textura, color, forma y aroma a lo que comemos. La rancidez se evita añadiendo agentes que enlentecen la oxidación de las grasas. Enzimas se agregan para demorar la maduración después de la cosecha.

Los recipientes son parte de la estrategia de *márketing* y los alimentos se empacan en recipientes sofisticados que muchas veces contienen sustancias cancerígenas, paradójicamente, los envases cuestan más que el contenido.

Los mismos conservantes que se usan para los productos del hogar, como la pintura o las medicaciones, están presentes en los productos de consumo diario. Aunque el BHT (hidroxitolueno butilado) y los compuestos similares han sido aprobados por la Agencia de Drogas y Alimentos (FDA) de Estados Unidos, muchos aducen que pueden producir cáncer o problemas de conducta.

Las tinturas que dan color a ciertos alimentos pueden producir broncoconstricción, urticaria y angioedema, tumores de la tiroides, linfomas y daño cromosómicos, entre otros. Los aditivos para hacer ciertos alimentos más cremosos extender su longevidad son en general más seguros, pero ocasionalmente pueden producir alergias y cefaleas, mientras que otros como la sacarina son cancerogénicos en animales, un hecho que no se puede trasladar categóricamente al ser humano. El bicarbonato de sodio que se usa como levadura y también para mantener el balance acido en productos envasados es una fuente significativa de sal y perjudicial para aquellos que realizan dietas restringidas de sal.

Hace poco, Suzy, una conocida de nuestra familia, estaba celebrando su cumpleaños número trece cuando, luego de comer un aperitivo con langostinos, su cara se puso roja y su voz, ronca. Un pediatra especialista en alergias que estaba en la fiesta le inyectó epinefrina, la cual traía en su maletín médico. Suzy se recobró en pocos minutos. La opinión del alergista era que la reacción se había producido por algún elemento artificial agregado al langostino, como una tintura o un conservante, y no al molusco en sí mismo, ya que ella ocasionalmente los comía sin ningún tipo de problemas.

Los pesticidas que son efectivos en prevenir o destruir bichos, insectos, gusanos y mosquitos se usan para proteger plantas, aunque son potencialmente tóxicos sobre humanos. En el pasado, el DDT era usado comúnmente; se trataba de un insecticida muy efectivo para combatir la malaria y otras enfermedades transmitidas por diferentes vectores, pero fue abandonado cuando se lo ligó a la aparición del cáncer de mama y otras enfermedades. Hoy el DDT sólo se usa ilegalmente en algunos países subdesarrollados.

Los sulfitos son potentes alérgenos, sobre todo en chicos con asma, y pueden causar inflamación de la garganta y urticaria.

La Agencia de Protección del Ambiente (EPA) es una organización de los Estados Unidos encargada de proteger nuestro entorno y prohibir el uso de sustancias carcinogénicas o mutagénicas. A pesar de su función, y de las regulaciones existentes, de vez en cuando muchos de los productos aprobados deben ser retirados del mercado porque son un peligro público.

La Asociación Médica Americana (AMA) ha recomendado que se limite el uso de pesticidas y que se usen aquellos que son menos tóxicos, aconsejando además el uso de alternativas no químicas, como el vapor, u otras intervenciones termales, como desinfectantes. Se sabe que los trabajadores agrícolas expuestos a productos químicos tienen una mayor incidencia de enfermedades como desórdenes neurológicos, abortos espontáneos, defectos congénitos y cáncer.

Los niños expuestos a los insecticidas residuales presentes en la comida son los más afectados. Se están desarrollando otras alternativas más saludables para interferir en la reproducción de insectos, incluyendo métodos de ingeniería genética y cambios en la práctica de los cultivos e irrigación con agua caliente en lugar de químicos. Los antibióticos se usan extensivamente en animales para prevenir o tratar enfermedades, actúan de manera local en el intestino y no se absorben, por lo cual no pasan a los seres humanos, pero su uso indiscriminado ha facilitado la aparición de cepas de bacterias resistentes.

Las hormonas se han utilizado en animales para promover su crecimiento o para que aumenten la producción de leche. De esta manera, los animales crecen más rápido y se los sacrifica tempranamente, y el productor ahorra en alimentación y en tiempo de espera para llevarlos al mercado. Su uso es ilegal en Estados Unidos, porque las hormonas sintéticas pasan al humano y facilitan la aparición de cáncer.

Algunos aditivos no hormonales tienen efecto estrogénico por la conversión metabólica, y por lo tanto son potencialmente tóxicos. Hay unos 3.000 agentes conservantes, colorantes, aromatizadores y de otro tipo que se agregan a los alimentos por una industria innovadora. Los aditivos se utilizan además con otros propósitos, por ejemplo el 4-hexil-resorcinol previene la decoloración del langostino, la langosta y otros crustáceos, mientras que el 4 propil-galato alarga la vida media de las grasas y los aceites.

La ingeniería genética (IG) es una técnica que cambia el ADN, el portador de la información genética, de los organismos vivos. Los científicos pueden dividir, manipular e insertar genes modificados en un organismo vivo con varios propósitos. A comienzos de 1990, un virus originado en un insecto amenazaba en arruinar la cosecha de papaya de Hawái. Un grupo de científicos aisló y copió uno de los genes del virus y luego fue inyectado en la planta lo que la hizo resistente al virus. La IG hace a las cosechas más estables, les permite crecer más rápido, controlar las pestes, hace a algunas frutas más sabrosas, aumentan el contenido vitamínico y logra que algunas bacterias produzcan enzimas que luego se usan en el procesamiento de la comida. A pesar de estas bondades, la IG no es tan segura como parece.

Hay una verdadera preocupación que la manipulación genética crea una diseminación y cruza de especies. Greenpeace ha manifestado: "... la diversidad biológica debe ser protegida y respetada como un patrimonio global de la humanidad y una de las llaves fundamentales para la sobrevida... cuando forzamos formas de vida en el abastecimiento de los alimentos del mundo para satisfacer modelos económicos humanos en lugar del orden natural de las cosas lo hacemos a nuestro propio riesgo..."

Aunque no es obligatorio revelar qué productos son sometidos a ingeniería genética; a veces resulta fácil identificar los artículos que fueron sometidos a esa técnica, como lo son frutillas rojas y gigantes, peras de gran tamaño, frutas de raras formas y maíz deformado. Algunos de los alimentos producto de la IG han sacrificado el gusto por la apariencia.

Los defensores de esta biotecnología aducen que disminuye el costo y hace que los alimentos sean más accesibles en todo el mundo. Las corporaciones prefieren evitar declarar cuáles son los alimentos derivados de la ingeniería genética para que no mermen sus ventas, y además niegan que esta técnica provoque problemas. Muchos países han prohibido o han impuesto una moratoria a la manipulación genética y el agregado de productos químicos a los alimentos, por el temor de que a la larga éstos sean nocivos.

Ha habido una profunda transformación en la fabricación y la distribución de la comida cuando las grandes corporaciones se convirtieron en los principales abastecedores. De la naturaleza a su mesa era antes una fase única y simple, los alimentos iban de la granja a su cocina. Ahora, la industria de la comida es el proveedor principal de todo tipo de alimentos. Ellos procesan, fabrican, distribuyen y mercantilizan todo lo que comemos.

El doctor John B. Phagan informó que, en 1988, una empresa japonesa, Showa Denko, vendió triptófano producido por bacterias genéticamente modificadas sin efectuar primero pruebas de seguridad, porque ellos y otras compañías ya vendían triptófano natural; por lo tanto asumieron que los dos eran biológicamente indistintos. A los pocos meses, el triptófano modificado produjo la muerte de 37 personas y la incapacidad permanente de otras 1.500. Esto indica dos hechos: un producto de ingeniería genética similar a otro natural puede ser fatal y que la inocuidad de los alimentos industrializados no se puede aceptar a ciegas.

Adam Volland, un escritor sobre ciencia y medicina de la publicación *US News and World Report*, citó un informe de la Comisión Federal de Comercio (FTD) estadounidense que reveló que los fabricantes de comida *basura o chatarra** gastan 1.600 millones de dólares anuales en propaganda; mientras que el *Journal of Public Health Policy* estimó la cifra en 10.000 millones. Este proselitismo tiene un fuerte impacto en la salud pública. Es muy difícil resistir a la tentación de comerse una hamburguesa que se muestra en los comerciales de la televisión en forma tan atractiva. Combinando ésta con papas fritas y una bebida sin alcohol, uno engulle una enorme cantidad de calorías y gran cantidad de sal, azúcar y grasa.

Es muy difícil toparse con buenas recomendaciones dietéticas; la industria de la comida dona una gran cantidad de dinero a la Asociación Americana de Dietética (ADA) y a instituciones similares, lo cual crea un conflicto de intereses.

*Una comida con muchas calorías y poco valor nutritivo. *(N. de E.)*

Las etiquetas en los envases a veces engañan más que aclaran. Por ejemplo, un yogur que no contiene grasas no es necesariamente bajo en calorías. En general, las calorías en una comida envasada se estipulan por porción, que es relativamente pequeña. Por ejemplo, una pizza prehecha contiene 450 calorías por porción, y esto hace que uno no se dé cuenta de que al comer la pizza entera se ingieren 1.800 calorías de una sola vez.

Cuando se trata de evidencia, la industria de alimentos tiene una actitud cínica o tergiversa la información existente. Da pavura ver la impunidad con la que manejan la información para poder imponer el consumo de productos que no tienen valor nutritivo o son dañinos. Dominan la industria del marketing de manera tal que hasta el observador más crítico cae en la tentación de comer lo que ofrecen.

En otro orden de cosas, esta industria ha pedido al FDA que se les permita cambiar el nombre de Jarabe de Fructosa Elevada de Maíz a Jarabe de Maíz, como una manera de disimular la mala reputación que adquirió ese primer nombre.

Los nombres que las agencias de publicidad les ponen a ciertos menjunjes como "Alto rendimiento", "Energía", "Nutritivo", "Poder extremo" y similares crean la ilusión de eficacia; las celebridades endosan productos y eso incentiva el consumo; la formación de instituciones artificiales, que a primera vista parecen organizaciones preocupadas por el bien público, enmascaran el propósito real, que es sólo el de promover productos, independientemente de su valor nutritivo.

Si la discusión de este tema es alarmante, siga leyendo, porque la bestia todavía no salió de la jaula.

4

¿Cuán civilizada es la dieta norteamericana? Cristóbal Colón cambió el paisaje agrícola de América para siempre al plantar por primera vez la caña de azúcar, que trajo de España,

en lo que es ahora la República Dominicana. La tierra del continente americano era generosa y fértil. Para proveer mano de obra necesaria para el cultivo, trajeron esclavos de África. Al azúcar lo llamaban "oro blanco", porque en ese entonces era un producto básico muy valioso que se vendía en farmacias por gramo; cuando se lo llevó de América a Europa se crearon nuevas industrias, una tendencia que luego siguió con el café, frutas, chocolate, maíz y otras materias primas.

La excesiva plantación de granos y cereales, vegetales y frutas para asegurar un alto rendimiento comercial sin considerar los efectos sobre el suelo drena y agota las llanuras, socaba el humus y devasta campos que una vez fueron exuberantes y productivos, convirtiéndolos en un desierto de yuyos y piedras.

La transformación de la agricultura se desarrolló lentamente y la necesidad de combatir las plagas, evitar el deterioro y transportar alimentos producidos en lugares distantes cambió la topografía ecológica, al mismo tiempo que se crearon modelos nuevos de industrialización y comercialización, algunos buenos y otros malos.

Yo llegué por primera vez a Nueva York desde Buenos Aires cuando tenía 23 años. Había firmado un contrato para hacer mi residencia médica en el Washington Hospital Center en Washington, DC. Nunca antes había estado en Estados Unidos y para un joven eso era la aventura de su vida. Mi único contacto era Rosie, la hermana de mi abuela, y sus tres hijos, a quienes no conocía. Me agasajaron, me mostraron la ciudad y antes de partir hacia mi destino me regalaron un automóvil Ford que tenía cinco años de "viejo". Mis parientes no eran ricos y ese gesto me hizo reconocer la solidaridad, la bondad, el respeto hacia los otros y la proverbial generosidad del pueblo norteamericano. Así empezó mi *love affair* con los Estados Unidos...

Nueva York era una ciudad resplandeciente y luminosa; Brooklyn, un distrito donde convivían diferentes etnias en forma armoniosa y donde íbamos a comer el mejor sándwich de pastrón del mundo. La gente era agradable y tenían la paciencia de tolerar mi pobre manejo del idioma inglés. Días después conduje desde Nueva York hasta Washington, para comenzar mi nueva tarea de médico residente, por la New Jersey Turnpike (en ese entonces yo consideraba las autopistas norteamericanas una de las siete maravillas del mundo). En el camino, me detuve en un restaurante de viandas rápidas y ordené la típica comida norteamericana: pollo frito, papas y aros de cebolla fritos en aceite por sumersión, tarta de frutilla con crema y una Coca. Ése fue mi primer encuentro con la tradicional cocina norteamericana.

Uno no cuenta calorías a los 23 años; además, en esa época aceite era aceite y azúcar era azúcar, sin especificidad o calificación. Lo que recuerdo es que la comida era sabrosa y diferente, y fue el comienzo del ritual de rendirle pleitesía a la cocina tan sabrosa de mi nuevo país. También es verdad que, como residente médico, yo ganaba 200 dólares mensuales y no podía permitirme comer en lugares más sofisticados. Mi opción era entre comer en la cafetería del hospital o en estos lugares de comida relativamente baratos. Quién hubiese dicho que tiempo después abandonaría mi pasión y mi deleite por lo que alguna vez fue la fuente de mi apetito.

No es fácil dejar un primer amor, pero mi discernimiento médico se impuso sobre mis instintos. Fue el ver cientos de pacientes afectados por los efectos perniciosos de ciertos aspectos de la civilización lo que nos ha alertado a los médicos a reconocer que la gente come mucho de lo que no debe comer, y mal.

En mis primeros años como médico, estaba desconcertado por la distribución de las enfermedades. ¿Por qué Joanne, una paciente de 36 años, madre de ocho hijos, que estaba afectada con colitis ulcerosa durante seis años, desarrolló un cáncer de colon fulminante, una conocida complicación de la enfermedad, mientras que Stewart, que tenía esta condición desde hacía veinticinco años, estaba completamente asintomático?

En medicina, hay un montón de preguntas como ésta que son difíciles de responder. Entre muchas de las teorías para explicar la etiología de ciertas condiciones, creemos que la falta o el exceso de ciertos nutrientes juegan un rol en la aparición de una enfermedad. En ciertas condiciones como el beri-beri (falta de vitamina B) o el escorbuto (falta de vitamina C), para nombrar solamente dos de las cientos de enfermedades, la causa-efecto es conocida, pero el origen de muchas enfermedades crónicas sigue sumergido en lo desconocido. Lo cual nos trae de vuelta al maíz...

El maíz es un alimento venerado y una de las plantas de más recursos del planeta. Del maíz obtenemos aceite para cocinar, azúcar, jarabes, licores, alcohol, almidón, jarabe de alta fructosa, comidas procesadas, margarina, aceite para ensalada y harina. La mayor parte del maíz se usa para alimentar ganado, de manera tal que luego es transferido a nosotros cuando consumimos la carne o los subproductos secundarios.

El elote del choclo se usa para fabricar nailon, plásticos, pinturas, jabón, linóleo y gasolina, para nombrar sólo algunas de sus aplicaciones. Desgraciadamente, el merecido respeto de esta planta ha mermado por su mal uso en diferentes frentes. Por un lado, está presente en casi todas las comidas procesadas y su consumo excesivo tiene consecuencias aciagas. Michael Pollan, en su artículo "Somos lo que comemos", cuenta que el Big Mac Patty y los *nuggets* de pollo de McDonald's tienen treinta y siete ingredientes, y treinta son derivados directa o indirectamente del maíz; las papas fritas se fríen en aceite de maíz, y a las ensaladas de lechuga y tomate se les agregan edulcorantes con base de maíz.

Escribe: "Si usted es lo que come, y especialmente si come comida industrial como el 99 por ciento de los norteamericanos, usted es maíz", una declaración asombrosa por sus múltiples connotaciones. El maíz, un elemento omnipresente, cuando se procesa, industrializa y se usa en forma indiscriminada, con el tiempo provoca una serie de enfermedades desde obesidad y diabetes, hasta ataques al corazón.

El maíz es subsidiado por el gobierno federal, lo que explica su sobreproducción, que a su vez lleva al sobreconsumo. Aderezos para ensaladas, yogur, masitas, sopas, comidas envasadas, salsas, algunos panes y una enorme cantidad de las comidas de los supermercados contienen este azúcar.

Además, los expertos en alimentos han determinado que la amilasa alfa y la isomerase de la glucosa, dos de las enzimas que se usan para producir el Jarabe de Alta Fructosa (JAF), se modifican genéticamente para estabilizar y extender la vida media de las comidas procesadas y, como es más barata que el azúcar, se la utiliza extensamente. Su disponibilidad y su rico gusto inducen al consumo excesivo, y esto en niños ha demostrado afectar su crecimiento y desarrollo. Es pernicioso de dos maneras: una, por la falta de valor nutritivo intrínseco (lo que se llama calorías vacías), y otra, porque sustituye a otros que proveen calorías de calidad, como el azúcar de caña o de remolacha.

El doctor David Wallinga, director del Programa de Alimentos y Salud del Instituto de Agricultura y Pólizas de Comercio de Estados Unidos, informó que el 55 por ciento de los productos al por menor con JAF que investigaron estaba contaminado con mercurio, un metal pesado que es neurotóxico y produce daño cardíaco y renal, y compromete el sistema inmunológico, hecho disputado por la Asociación de Refinerías de Maíz.

Antes de que Joseph Biden fuese el vicepresidente de Estados Unidos, lo entrevistó el satirista político Bill Maher, quien le preguntó a quemarropa qué mataba más personas, el terrorismo o el jarabe de maíz. Sin dudar un momento, respondió, sin minimizar la amenaza del terrorismo, que el JAF, porque es letal a largo plazo.

La batalla entre los méritos y las desventajas del jarabe está escalando. Este tema se discute en libros, películas, revistas, diarios y múltiples sitios de Internet. Hoy existe entre el público la percepción de que el JAF es nocivo, y respondiendo a esta observación, PepsiCo lo ha reemplazado con azúcar de caña o remolacha para endulzar Pepsi Natural, Pepsi Throwback y Mountain Dew Throwback. Pizza Hut, Snapple, Kraft y ConAgra están también usando estos azúcares.

Esto es bueno y se trata de una tendencia que ojalá sea imitada por el resto de la industria alimenticia, sin olvidar que los buenos azúcares proveen también una gran cantidad de calorías: Dr. Pepper contiene 150 calorías, Schweppes Bitter Lemon, 165.

Cuando excedemos nuestros requerimientos nutritivos en 300 calorías diarias, aumentamos de peso. Obesidad, hiperlipidemia, enfermedad coronaria, derrame cerebral, hipertensión arterial y diabetes tipo 2 son consecuencias del alto consumo de JAF (lo mismo que ocurre con otros azúcares cuando se consumen en exceso).

Comer mal tiene una implicancia social, porque todos pagamos cuando se enferman quienes comen en demasía. La dieta norteamericana es indudablemente *poco civilizada*, no sólo por el consumo de JAF sino también por el consumo excesivo de comidas procesadas y alimentos contaminados con toda clase de productos químicos.

Por suerte, se observa un avance en el entendimiento que la población tiene cuando come lo que no debe; médicos, agencias privadas y del gobierno, personajes celebres, periodistas, escritores, científicos, entre muchos otros, han hecho que la insalubridad de los alimentos sea un tema de discusión pública. En Nueva York, hay una nueva ordenanza que obliga a los restaurantes a explicitar cuántas calorías tienen las comidas que se ofrecen en el menú, un pequeño paso en la dirección adecuada. El canal de televisión ABC tiene un *show*, *La revolución de la comida de Jamie Oliver*, que revela los peligros del consumo inadecuado. El *show* tiene base en Huntington, una ciudad de West Virginia poblada por más gordos que en el resto de Estados Unidos.

El hecho más auspicioso para salir del statu quo es la propuesta de una nueva ley de reforma del sistema de salud, en la que se pone énfasis en la prevención.

Comer correctamente, evitar el estrés y efectuar ejercicios físicos otorga bienestar duradero.

La respuesta a la pregunta de cuán civilizada es la dieta norteamericana es simple: no mucho.*

Este concepto se puede hacer extensivo a la mayoría de los países. (N. de E.)

5

¿Cómo hemos llegado a este estado de cosas? Somos lo que sabemos y lo que hacemos con lo que sabemos, y cómo nos comportamos. Ello tiene consecuencias individuales y colectivas, como por ejemplo nuestros hábitos dietéticos, que precipitan todo tipo de enfermedades y hoy constituyen un serio problema nacional.

Anteriormente explicábamos que el circuito cerebral se adapta a estímulos externos liberando compuestos destinados a mantener la homeostasis. Cuando el estado de equilibrio se altera en forma crónica, nos enfermamos. Cuando nuestro metabolismo, que es la suma de la regulación de la función celular, balance hormonal, composición de los fluidos corporales, entre otras complejas actividades, es atacado, nuestro cuerpo se altera en forma y función. Comer mucho azúcar puede traer diabetes, tomar demasiado alcohol provoca cirrosis, la cocaína hace que el corazón se agrande y falle, ejemplos que ilustran lo que los agentes nocivos pueden producir.

Cuando un órgano se enferma, el resto del cuerpo se altera, porque las células están interconectadas. La cirrosis hepática no sólo afecta el hígado sino también la anatomía y la función del esófago (por ejemplo, cuando aparecen várices esofágicas que pueden sangrar y matar a una persona), del estómago, el cerebro, la piel y otros tejidos.

Productos químicos, conservantes, manipulación genética, aditivos, formas de cultivo y prácticas de industrialización de los alimentos han creado un nuevo género de comestibles irreconocibles de los antiguos, simples y tradicionales. Como consecuencia, la cultura del comer ha cambiado hacia lo peor. La cocina es más sofisticada pero también más insalubre.

Hace poco tuve un momento de desconcierto. Un conocido trajo a su hijo de 2 años y medio a una reunión. El niño tenía pelo largo y enrulado, era listo y adorable. Tuve un amor efímero por este chico, que se hizo mayor por el hecho de que mi nuera estaba embarazada. El mismo día, durante el desayuno, estaba leyendo el *New York Times*. Un artículo comentaba acerca de la devastación que hubiese ocurrido si explotaba una bomba que habían descubierto en la ciudad de Nueva York; otro, acerca de productos químicos y cáncer, decía entre otras cosas:

> "Solamente unos cientos de los 80.000 productos químicos usados en Estados Unidos han sido testeados fehacientemente [...]; muchos posibles carcinógenos están completamente libres de regulación."

Como siempre ocurre, leer sobre hechos tristes y espantosos me deprimió, como a casi todo el mundo. Mi estado de euforia por el niño fue reemplazado por la preocupación de lo que el futuro le traería a él, a mi esperada nieta y a tantos otros, en este mundo de hechos grotescos, momentos trágicos y actos horrendos.

A pesar de mi gran preocupación por todo esto, estoy más inquieto con lo que observo y vivo cada día de mi vida, el hecho de que en este mundo también hay una horda de asesinos silenciosos. En la escuela de Medicina, nos enseñaron que la hipertensión era el *homicida silencioso*, ya que uno puede tener presión alta durante décadas sin saberlo, hasta que un día lo golpea a uno en forma de un ataque cerebral o del corazón.

Luego, aprendí que hay otros depredadores que se hacen cargo de nuestras vidas y la mutilan poco a poco. Podría parecer una exageración decir que las acciones de ciertas corporaciones han y siguen amenazando nuestro bienestar, pero ¿lo es? El asbesto ha sido reconocido como el causante del mesotelioma, una enfermedad fatal y que a pesar de ello tomó muchísimos años parar su utilización en la industria.

Muchos medicamentos se han prohibido, pero no sin antes haber matado a miles. ¿Cómo es que se permite todavía que la industria alimentaria utilice productos nocivos sin que haya una reacción proporcional al daño? La respuesta a esto último es que el deterioro se hace visible en el futuro, y el futuro es una abstracción. Si hoy comemos mucha grasa no pasa nada, pero si comemos la misma cantidad día a día, nos mata. Por otro lado, los afectados son anónimos; solamente cuando los podemos identificar de forma individual es cuando nos preocupan, pero paradójicamente, como el estrago que producen es universal, no tomamos nota o no nos preocupa. La industria alimentaria hace recaer en otros la culpa, aduciendo: "No son los que dan sino los que toman quienes no asumen su responsabilidad individual, al abusar de lo que en forma moderada no los dañaría."

El poder de esta industria (que va desde el fabricante hasta el proveedor) posibilita nuestros malos hábitos. En el pasado fuimos presa de las compañías de tabaco, que promovían el fumar como un signo de masculinidad –como cuando crearon el Hombre Marlboro–, o cuando para atraer a la mujer crearon el cigarrillo delgado; las propagandas mostraban atractivas, seductoras y llenas de encanto a las mujeres que fumaban. El *márketing* fue tan exitoso que las compañías del tabaco se convirtieron en una de las industrias más exitosas del mundo.

El daño del tabaco hoy es muy conocido. La sociedad tomó nota y el Gobierno, junto con empresas privadas, montó campañas para que la gente dejara de fumar. Se aumentaron los impuestos al cigarrillo, se limitó el mercadeo, se prohibió que las películas mostrasen el uso casual del cigarrillo y que estos se pudieran vender cerca de las escuelas o áreas de juegos infantiles, los efectos nocivos se hicieron públicos, carteles callejeros electrónicos mostraban minuto a minuto el número de muertes estimadas a causa del tabaco. Todo esto impactó a la gente y ahora, antes de prender un cigarrillo, lo piensan dos veces. La Asociación Médica Americana (AMA), la Sociedad de Cardiología (AHA) y la Sociedad Americana del Cáncer (ACS) hicieron campañas proactivas para disuadir de su uso. A nivel local, ciertas ciudades convirtieron el fumar en lugares de concurrencia pública en cosa del pasado, y como resultado el consumo cayó de 631.500 millones de cigarrillos por año a 360.000 millones. Por otro lado, cuando se reconoció que el no fumador, cuando inhala humo de otros (fumador pasivo), también está expuesto a los efectos nocivos del tabaco, las autoridades gubernamentales decretaron leyes que limitaban la exposición a terceros.

Aunque tardíamente, ahora se ha comenzado a abordar el problema de las comidas nocivas con el mismo empeño que se hizo con el cigarrillo.

El doctor Kessler visitó muchos restaurantes y entrevistó a 160 personas para su libro *El fin de la glotonería*. Conversó con médicos, epidemiólogos, nutricionistas, psicólogos, farmacólogos, neurocientíficos, actores, chefs, especialistas en adicción, expertos en comidas, consultores dietéticos, entre otros, y eso le sirvió como base para revelar las prácticas de la industria alimentaria.

Durante sus vistas descubrió los secretos que los restaurantes utilizan para hacer más apetitosas las comidas: la manipulación y el combinar diferentes ingredientes, el uso de aditivos, el procesamiento, la presentación en el plato y otras técnicas que hacen irresistible lo que sirven. Estos recursos han ayudado a restaurantes como Chili a ser muy exitosos.

Una compañía, Cinnabon, creó unos pasteles de canela que contienen jarabe, sal, azúcar, caramelo y otros ingredientes que los convierten en un deleite. Pink, un legendario sitio de comidas mexicano y de *hot dogs* en Los Ángeles, es muy popular y diariamente visitado por miles de personas. Por curiosidad, al ver que día y noche había colas interminables para acceder al lugar, decidí visitarlo. Ordené *hot dog* y papas fritas. La verdad es que no eran ni mejores ni peores que otros que hubiese comido, lo que demuestra que es el poder de la imaginación lo que perpetúa mitos y rutinas. El costo de mi plato fue de 3,50 dólares; por ese precio engullí 1.100 calorías en quince minutos.

El doctor Kessler describió cómo surgen las comidas súper sabrosas después de haber visitado un restaurante japonés en Manhattan, y observó que "los langostinos estaban bañados en mayonesa, fritos y sazonados en tempura edulcorada, y otra vez pasados por mayonesa condimentada", concluyendo que "eso es grasa en azúcar, en más grasa y más grasa".

En otra ocasión, fue a Chinois en Los Angeles, el restaurante del famoso chef Wolfgang Puck, donde observó cómo los chisporroteantes calamares de la ensalada se preparaban en inmersión de aceite de arroz, y sentenció: "... Grasa con un poco de lechuga." También examinó cuidadosamente otros lugares, como Antonio's Pizza, McDonald's y Grand Luxe Café. Descubrió que esas comidas se preparan artesanalmente con "... grasa sobre el azúcar, sobre azúcar y más azúcar".

Luego explicaba cómo la grasa hace que los sabores se mezclen y adquieran propiedades lubricantes, que la sal es parte de los ingredientes de las galletitas dulces e inesperadamente de otros alimentos para hacerlos más apetitosos.

La industria alimentaria ha creado, diseñado y comercializado los alimentos de una manera en la que comemos, no lo que necesitamos, sino lo que ellos quieren que comamos. Se necesita precaución porque las apariencias engañan. ¿Quién diría que el helado o la carne contienen maíz o que los aderezos de las ensaladas están repletos de azúcar? ¿Quién imaginaría que algunos helados de vainilla no contienen vainilla y que las "naranjadas" no contienen naranjas?

Los sitios de comida rápida se han constituido en una enorme influencia para transformar nuestros gustos. Atraen a chicos para que coman *nuggets* (pollo en dedales), nachos con copioso queso derretido y otras comidas hipercalóricas de poco valor nutritivo. Las hamburguesas se venden a un precio relativamente bajo, lo cual las hace accesibles en casi todo el mundo.

Coca-Cola, Pepsi o Limonada (que no contiene limón) están disponibles en vasos de cartón de 350, 500 y 700 centímetros cúbicos, lo cual provee de 150 a más de 1.000 calorías. Si ello no fuese poco, Eric Schlosser escribe, en su libro *El país de comidas rápidas: el lado oscuro de la comida americana*, que las cadenas de restaurantes de comidas rápidas han formado sociedades con compañías de juguetes, organizaciones deportivas y estudios cinematográficos de Hollywood para que los chicos acudan a comer estimulados por los juguetes. Asociar el comer con un juguete es una experiencia pavloviana.

¿Tiene la industria alimentaria una indiferencia descarada por la salud de la gente?

Estamos a merced de una estructura organizada que tiene como principal interés vender sus productos, independientemente del valor nutritivo o los efectos perniciosos. Esto genera grandes consecuencias en nuestros hábitos dietéticos. Para la propaganda en televisión utilizan fotografías, no de comida real, sino de una mezcla de ingredientes manipulados por equipo digital, luces, computadoras y accesorios, que los hacen tentadores.

La industria no ve esto como un problema; después de todo, una hamburguesa con queso, papas fritas y una bebida sin alcohol no mata a nadie... a corto plazo. No se dan cuenta —o no quieren hacerlo— de que es la suma del efecto de las malas comidas lo que es dañino, y a la larga, letal. Un ejemplo paralelo es el impacto que tienen los contaminantes del ambiente. Todos los días respiramos agentes insalubres, pero lleva décadas que éstos manifiesten sus efectos nocivos.

El hecho de que las comidas procesadas sean tóxicas es un concepto intangible para la mayoría de la gente. Para nosotros, los médicos, no lo es, porque a diario observamos la devastación que calamidades como la obesidad producen en el cuerpo humano.

Quizás, alguna vez, los ejecutivos de la industria alimentaria cambien su actitud cuando se pongan en contacto con pacientes, como le ocurrió a Wendell Potter. Éste era uno de los directores de Cigna, una de las empresas de seguros más grandes de Estados Unidos. Le contaba a Bill Moyers, el aclamado reportero televisivo, que una vez, mientras visitaba la ciudad donde se había criado en el estado de Tennessee, leyó en uno de los diarios que se llevaría a cabo la inauguración de la Feria de la Salud: Expedición Médica, en Wise, Virginia, y por curiosidad decidió visitarla...

Era un día nublado. En una gran tienda se prestaban servicios médicos a indigentes que habían llegado de Carolina del Sur, Kentucky, Georgia y otros lugares aledaños. Dentistas, enfermeras, médicos y veterinarios voluntarios estaban tratando a miles de pacientes en forma gratuita (e incluso a perros y gatos). Tuvo un momento fugaz de epifanía y se dio cuenta, después de veinte años en la industria del seguro en salud, de que algo en el sistema no funcionaba bien. Cigna trasladaba el costo de los empleadores y asegurados a otros individuos, con el resultado de que muchos, en cierto momento, no podían pagar las primas.

Entonces, se percató de que las compañías de seguro estaban más preocupadas en su beneficio financiero que en proveer una cobertura adecuada a sus clientes, como aquellos que no podían obtener una póliza adecuada si tenían una enfermedad preexistente, o quienes, una vez que gastaban en servicios médicos una cifra predeterminada de dinero, se les cortaba el seguro.

Otros, después de los 21 años, no podían estar asegurados en la póliza familiar aunque estuviesen viviendo en la misma casa con sus padres, estudiando o no tuviesen trabajo. Ver tanta gente en esas condiciones lo impactó emocionalmente. Fue como si un rayo le hubiese caído encima. "Yo estaba aislado, no había notado lo que ocurría a mi alrededor. Conocía las cifras y sabía que había 47 millones de personas sin seguro, pero no ligaba las caras con los números", dijo. Citó a Dante Alighieri, quien escribió: "Los lugares más calientes en el infierno están reservados para aquellos quienes en épocas de crisis moral mantienen una neutralidad." Renunció a su puesto en la empresa y se convirtió en uno de los patrocinadores más fervientes del sistema universal de salud.

Estoy estableciendo este paralelo con la esperanza de que los ejecutivos de la industria alimentaria responsables de cercenar la salud de la gente puedan emprender ese mismo sendero, descubran la verdad y tomen el mismo camino moral.

Ellos no son los únicos villanos de esta historia. Otros son los nutricionistas dogmáticos que predican la "pura verdad" de las dietas sin considerar los valores sociales y culturales; médicos que urden dietas ingeniosas, atractivas, que pasan de moda rápidamente por su falta de valor; los que venden suplementos "nutritivos"; los medios que publican artículos sobre dietas milagrosas sin escrutinio previo; los mercaderes al servicio de la industria alimentaria que idean propagandas engañosas; los padres que suplantan con comida el amor y la atención emocional que los hijos requieren; los profesionales y los no profesionales que se hacen propietarios de falsas recomendaciones dietéticas, y finalmente nosotros mismos, al no asumir nuestra responsabilidad individual, permitiendo que prevalezcan nuestros impulsos hedónicos.

Más que un cambio de estilo de vida necesitamos una profunda transformación cultural, entendiendo que a la larga todos nos beneficiaremos de un cambio profundo. Juntos podemos convertirnos en una nación de gente saludable; se necesita cometido y dedicación. Podemos hacerlo.

Michael Pollan ha escrito: "... La comida es también algo que da placer y enaltece a la comunidad, la familia, nuestra espiritualidad, nuestra relación con la naturaleza y nos permite expresar mejor nuestra identidad. Desde que las personas han comido juntas, el comer habla tanto de nuestra cultura como de nuestra biología."

De esto se trata: podemos comer bien, convertir la experiencia diaria del comer en algo agradable y usar nuestro sentido común para estar en perfectas condiciones físicas, y al mismo tiempo enfrentar la realidad de una manera diferente. Es a través del conocer y ejercitando nuestra voluntad que podemos ser proactivos y conseguir un estado permanente de bienestar.

6

Hay otro aspecto que influye en nuestros hábitos comensales: la vida emocional.

En la escuela de Medicina o durante nuestro entrenamiento médico, nunca se nos enseñó cómo las emociones, la cultura y otras situaciones sociales y personales pueden influenciar la salud de la gente. Los médicos hemos estado educados en un sistema que no presta atención a las vicisitudes de los individuos. El currículo universitario es una construcción restringida que no incluye la vida personal del paciente como una variable. Ahora sabemos que si no se le presta atención a este aspecto, ello limita el manejo adecuado de las condiciones médicas.

Cuando trataba pacientes de diferentes etnias, me di cuenta de que requerían diversos manejos y de que la historia de vida influenciaba lo que se llama el "curso natural de la enfermedad". Pensamiento positivo, fe, meditación y creencias fueron ignorados durante mucho tiempo, y esto menoscababa a la medicina convencional. La ciencia, combinada con lo que pudiesen parecer aspectos insustanciales de la vida, logra un manejo más comprensivo de las enfermedades.

La definición de enfermedad como un desorden causado por factores externos conocidos o desconocidos se podría explicitar mejor como un desorden causado por elementos internos y externos que altera la estabilidad física y emocional de un individuo.

En la práctica cotidiana, le prestamos poca atención al paciente como persona, porque seguimos rigurosamente lo que nos enseñaron en la escuela de Medicina: diagnosticar con las herramientas de nuestro oficio y tratar de acuerdo con un criterio farmacológico estricto. El estilo de vida, el estrés, la vida emocional y las circunstancias sociales son habitualmente ignorados. La diabetes requería insulina; el ataque al corazón, preparados de digitalina; la hipertensión, diuréticos, con una indiferencia total a los factores mencionados más arriba.

Lleva sólo unos minutos tomar la presión y escribir una receta, pero toma mucho tiempo interactuar con pacientes a nivel personal, enterarse de su vida, su familia, aconsejarles cómo dejar de fumar, cómo comer o cómo relacionarse con los demás; precisamente, ése es el escenario en el que podemos *curar* en vez de *tratar* una enfermedad.

Para poder lograr un verdadero impacto, los médicos debemos aprender nuevas disciplinas que pocas veces se incluyen en el currículo: relación médico-paciente, prevención, medicina alternativa, sistemas de creencias, relación entre mente y cuerpo, y la influencia que un cambio en el estilo de vida tiene sobre la salud.

Antes de realizar mi recomendación final acerca de cómo comer bien —en otras palabras, cómo escalar el Everest—, necesito que lean el próximo capítulo.

Capítulo 3

NUTRICIÓN
VERDADES, MITOS Y DECEPCIONES

"Los mitos y los credos son luchas heroicas para entender las verdades de este mundo."

Ansel Adams

1

Hay un mundo de fantasía que es imprescindible

Algunas fantasías apuntalan nuestras aspiraciones y creatividad, otras calman nuestras ansiedades. Es ahí donde viven los ángeles y los demonios; ellos nos pueden salvar o aniquilar. En ese mundo encontramos confort y renovación, estímulo de nuestros sentidos y un despertar a nuestros vicios o virtudes.

A veces, una parte de ese mundo de fantasía se traslada a la vida real y se convierte en una falsedad, y cuando se trata de la salud, esto puede pasar a ser un instrumento peligroso.

Es llamativo observar cuánta gente cree en mitos y falsedades, como aquellas que prometen lograr una salud óptima con poco esfuerzo. Esto es fácil de explicar: llenan la necesidad que tenemos de sentirnos seguros y eternamente jóvenes; ¿quién no quisiera tomar una píldora cada mañana y mejorar sus fuerzas, o tomar otra que aumente la flexibilidad de las articulaciones, y todavía una más que haga desaparecer nuestras arrugas, o seguir los consejos de libros que prometen hacernos gráciles y fuertes si seguimos cinco simples requisitos; libros que son inútiles y luego de un tiempo terminan llenos de polvo? Todos nos preocupamos por nuestra salud y tomamos diferentes caminos para calmar estas inquietudes; una manera fácil es someternos a soluciones simples.

Píldoras mágicas existen sólo en la imaginación de aquellos que se llenan los bolsillos con el dinero de gente cándida. Lean periódicos, revistas o semanarios y notarán cuántos estafadores están acechando a víctimas potenciales. Escriban en Google las palabras "obesidad", "dolor de espalda" o algún otra relacionada con la salud, y encontrarán miles de falsas promesas para resolver esos problemas. Publicidades que aparentan ser documentales o entrevistas y los autoproclamados gurús manejan las técnicas de decepción con maestría. La presencia en el mercado de tantos libros sobre salud indica que hay un nicho para este mercado que muchos explotan inteligentemente. El "último libro que usted va a necesitar" nunca es el último.

Muchos individuos cruzan barreras éticas prometiendo curas para el cáncer cuando no existen, haciendo que ciertos pacientes soslayen la ayuda médica que necesitan. Recuerdo muchos enfermos que, desesperados por su pronóstico, buscaron curas mágicas, lo cual les dio efímeramente una esperanza pero que terminó en situaciones peores, aumentando su sufrimiento y angustia. Jorge fue un paciente mío de 45 años, fumador, quien desarrolló un cáncer de páncreas muy agresivo. El cáncer había invadido estructuras adyacentes y metastizado al hígado. Se hizo un tratamiento convencional que consistía en quimioterapia y radioterapia, pero los resultados fueron muy pobres. Jorge nunca aceptó la gravedad de su condición...

Un día, Jorge llegó a mi oficina diciéndome que estaba curado y se sentía mucho mejor. Había ido a ver a un "curandero" en San Diego: "Me sacó el cáncer (que parecía un pedazo de carne) del abdomen en una sesión que duró treinta minutos", me dijo. Le pedí que me mostrara la cicatriz, pero me aclaró que ésta había desaparecido a los pocos minutos y no había dejado residuo. Murió dos días después. Este caso subraya el poder de la imaginación, el efecto placebo y el confort que uno pude lograr a partir de una ilusión. Jorge fue siempre un individuo sensato e inteligente; un hombre de familia que, como muchos, por su desesperación se aferró a una fantasía.

¿Qué hacer con ese "doctor brujo" y tantos como él? La respuesta ética es fácil, pero la legal no; lo que explica por qué hay tantos individuos que venden quimeras y productos inútiles y peligrosos. Éticamente son inmorales; legalmente es difícil procesarlos porque se amparan en la protección que da la libertad de expresión.

Agentes quelantes, agua ionizada, bicarbonato y una larga serie de nutrientes han sido propuestos por artistas de la decepción y también por profesionales ineptos, para curar todo tipo de enfermedades. En esta última categoría, el caso más famoso es el de Linus Pauling, quien ganó el premio Nobel de Química en 1954 y luego, el premio Nobel de la Paz. En 1970, comenzó a aconsejar el uso de megadosis de vitamina C para combatir todo tipo de padecimientos, desde resfrío hasta cáncer.

La Clínica Mayo, teniendo en cuenta sus logros previos, realizó un estudio para corroborar o corregir las afirmaciones del doctor Pauling. Nos sorprendió que todas sus aseveraciones resultaran falsas, pero más asombroso es que todavía hoy tiene seguidores que, diariamente, toman enormes cantidades de vitamina C. Linus Pauling promovió la ingesta de vitamina C por una convicción honesta, y no con la intención de defraudar al público, pero indudablemente algo hubo que tiñó su intelecto y su buen juicio.

Existen medidas complementarias que ayudan a combatir enfermedades, como ciertas comidas que, a través de sus propiedades intrínsecas, previenen la inflamación, la oxidación y otras mutaciones que discutiremos más adelante. La nutrición es un campo apasionante que contribuye al entendimiento y la prevención de enfermedades, pero muchos individuos inescrupulosos se apropian de ciertas ideas, las tergiversan y utilizan para hacer dinero.

Tomemos por ejemplo la fruta granada, que durante cientos de años se utilizó en el subcontinente de la India para curar todo tipo de enfermedades, y ahora, a través de una gran promoción y ciertos estudios experimentales, por ahora incompletos, ha alcanzado en Estados Unidos una enorme popularidad. En estos momentos, se la recomienda para: control de hemorragias, mejorar la textura de la piel y del tono muscular, mejorar la función cardíaca, curar hemorroides, prevenir cataratas de los ojos, bajar la presión arterial, remover placas dentarias y prevenir el cáncer. Esta fruta y sus derivados son por cierto una excelente fuente de vitaminas, antioxidantes, potasio, polifenoles y fitoquímicos, entre otras sustancias. La fruta en sí es sabrosa y varias compañías la convirtieron en derivados en forma de jugos, polvos y píldoras...

Hay docenas de estudios que intentan validar el potencial de la granada para curar el cáncer, la osteoartritis, bajar la presión arterial, combatir las infecciones por rinovirus y la arterioesclerosis. A pesar de todo esto, la FDA de Estados Unidos, que se encarga de vigilar la calidad de los medicamentos y la comida, ha advertido a las diferentes compañías que las sugerencias benéficas de la fruta son por ahora prematuras y deben esperar, antes de hacer proclamas, a que los resultados se validen en el futuro. Por ahora, entonces, consumir granada debe ser considerado tan bueno como consumir otras frutas y vegetales ricos en poder antioxidante, y no tomarla como "la fruta milagrosa".

Una de mis pacientes rehusó hacerse pruebas diagnósticas a pesar de tener síntomas severos, porque estaba convencida de que al haber tomado toda la vida diferentes tipos de hierbas medicinales no podía tener una enfermedad grave; un año más tarde, cuando accedió a someterse a los exámenes, encontramos que tenía un cáncer intestinal avanzado. Una situación parecida ocurrió con Steve Jobs, el fundador de Apple, quien durante un largo tiempo rehusó el tratamiento convencional del cáncer neuroendocrino de páncreas que lo afectaba, probablemente disminuyendo la posibilidad de que se le salvase la vida.

Mitos, ficciones y decepciones se alimentan de la necesidad que tenemos de pensar que debe haber algo que mágicamente haga desaparecer una enfermedad o que nos torne fuertes y sanos. Cuando estas aspiraciones quedan en una esfera abstracta son inocuas, pero llevadas al mundo real nos pueden dañar o matar.

En otras áreas, la seguridad de las personas no permite la interferencia de fuerzas externas. La aviación, por ejemplo, está regida por factores científicos indiscutidos y por una experimentación tecnológica concluyente. Nada despega de la tierra sin haber sido probada completamente su eficacia. La administración, la supervisión y el manejo de la industria de la aviación están en manos de expertos, y como resultado de ello, el volar es una de las actividades más seguras.

La medicina, por otro lado, aunque es considerada una disciplina estricta, de elementos perfectamente organizados y que en teoría debería ser manejada por profesionales expertos, es un campo abierto donde cualquiera puede opinar o prescribir con consecuencias nefastas. Esta aseveración puede sorprender, pero en las próximas páginas se verá lo que hacen algunos individuos inescrupulosos con total impunidad.

Para peor, siendo la práctica de la medicina una tarea multidisciplinaria, es a veces degradada por aquellos que supuestamente deben proteger a los pacientes, sean médicos, compañías farmacéuticas u otros. Vivimos bajo la ilusión de que lo que respiramos, comemos o los remedios medicinales que tomamos son inocuos, pero no es así. Esto puede parecer una exageración; sin embargo, a pesar de los avances tecnológicos, estamos contrayendo enfermedades de todo tipo y en forma más frecuente.

2

Los mitos en general son inocuos y hasta le imprimen color a la vida, dándole alegría, confort y placer. Mi madre nunca nos permitía a mí y mis hermanos ir a nadar a menos que hubiese pasado una hora después de comer. Porque, nos decía, íbamos a tener calambres en el estómago y diarrea. Cuando le pregunté si eso era un mito, me contestó que no, que era un hecho por todos conocido, punto y aparte. La sandía y el vino no se mezclaban porque la fruta atraparía el alcohol durante varias horas y nos hincharía el estómago. Ésa era mi madre hablando otra vez.

De los 6 a los 12 años, a los chicos en mi familia nos enviaban a un campamento de verano; todos los miércoles, a la hora de dormir, *madame* Kemp, la directora, nos ordenaba tomar aceite de castor para "limpiar el sistema digestivo y eliminar las toxinas del cuerpo y las bacterias dañinas". Los jueves a la mañana, el lugar estaba empapado de una rapsodia de olores que recién se disipaba al mediodía. Los laxantes, considerados limpiadores del intestino, son un mito muy común.

Fanny, mi tía, cocinaba sopa de repollo por lo menos tres veces a la semana, porque servía para limpiar los riñones. Viniendo de ella, una figura respetada de la familia, lo tomábamos como una creencia sacrosanta.

Dionisio, el dios del vino y la resurrección en la mitología griega, a quien se le rindió culto durante siglos, todavía hoy es un símbolo de libaciones placenteras.

Un mito que nunca van a desaparecer, que apareció en el 1800, es la creencia de que el número 13 es da mala suerte. Si esta creencia se lleva al extremo, se dice que quien lo padece está afectado de un síndrome llamado (¿está usted listo?) *triskaidekafobia*.

Los siguientes son otros mitos que forman parte de la cultura occidental; alguno pocos resultan pretenciosos y otros, dañinos.

¿Debemos ayunar periódicamente?

Si comer poco es a la vez la mejor manera de estar en forma y saludable, está abierto a debate. Cher, la talentosa cantante, un ícono, quien es también actriz y directora de cine, muy rara vez tiene una ingesta de alimentos convencional; prefiere comer poco, de 6 a 8 veces por día, para mantenerse delgada. A los 65 años tiene la apariencia y el cuerpo de una persona joven; probablemente consume la cantidad necesaria de calorías y comida de buena calidad, lo que explica su aspecto físico y su energía. Independientemente de la frecuencia de sus comidas, se las ha arreglado para estar en perfecto estado de salud.

Otros están convencidos de que ayunar en forma regular detoxifica el cuerpo de impurezas y es una manera de sentirse bien y fuerte. En este contexto, el concepto de detoxificación es confuso. Estrictamente, detoxificar significa remover toxinas o disminuirlas, pero a menos que tengamos ciertas enfermedades específicas, nosotros no tenemos toxinas o venenos en nuestro cuerpo. El exceso de plomo (plumbismo), de hierro (hemocromatosis) o intoxicación de mercurio (daño neurológico) son ejemplos de toxicidad verdadera, y eliminar o disminuir estas sustancias es la terapéutica adecuada. Pero el ayunar no es de ninguna manera un método de detoxificación.

En 2005, Mark Mattson, del laboratorio de Neurociencia del Hospital John Hopkins, llevó a cabo un estudio sobre el efecto del tamaño y la frecuencia de las comidas en relación con la salud y la longevidad en ratas. Este experimento tenía como fin reconocer si el exceso de energía calórica estaba asociado al cáncer o la diabetes. Encontraron que la restricción calórica, la reducción en la frecuencia de las comidas y el ayuno intermitente aumentaban la longevidad en estos roedores al reducir el daño oxidativo y el aumento de la resistencia al estrés. El ayuno intermitente resultaba en una producción aumentada del factor *cerebral-derivado neurotrópico*, lo que fortalecía la resistencia a la disfunción neurológica y frenaba los cambios degenerativos.

En resumen: el proceso de ayunos traía efectos beneficiosos en estos animales. Para explicarlo más claramente: el efecto oxidativo en el cerebro, que ya mencionamos, sería equivalente a la corrosión que se produce en cualquier material que queda expuesto al aire libre durante períodos prolongados de tiempo.

Si los experimentos de Mattson se pueden extrapolar a los humanos, queda todavía demostrarlo, pero de cualquier manera es un concepto interesante y revolucionario que podría cambiar drásticamente nuestros hábitos alimenticios, algo que es muy difícil porque requeriría una profunda transformación cultural.

Dicho esto, se puede concluir que la frecuencia en el comer no implicaría daño, siempre y cuando lo que se coma cumpla con los requerimientos energéticos y nutritivos.

Algunos nutrientes ayudan a prolongar la vida, mejoran la memoria y las emociones. El vino debe tenerse en alta estima

El pescado, el vino tinto, el brócoli, el aceite de oliva, el té verde y los vegetales, entre otros, tienen la reputación de hacer a la gente saludable y prolongar la vida. Algunos nutrientes han gozado de un respeto desde siempre, mientras que otros pasaron al olvido. Por ejemplo, el pescado sigue siendo considerado uno de las comidas más saludables. Algunos estudios han investigado los hábitos dietéticos y el estilo de vida de la gente centenaria en diferentes sociedades, con la idea de replicar sus costumbres y recoger los mismos beneficios.

Se cree que algunos nutrientes pueden mejorar la capacidad de conocimiento. Fernando Gómez-Pinilla, un profesor de neurocirugía de la Universidad de California en Los Ángeles

(UCLA), considera que la comida es más efectiva que los suplementos cuando se trata de la salud del cerebro. Gómez-Pinilla estudió el efecto de diferentes sustancias sobre los conocimientos. Su teoría es que llevando un control sobre la dieta se podría aumentar la resistencia de las neuronas a los insultos externos y promoverían la capacidad mental. Otros aducen que ciertos aminoácidos podrían ayudar en la producción de neurotransmisores vinculados a la prevención de la depresión.

La comida podría ser una poción mágica que conserva la función cerebral intacta o, en el peor de los casos, demora el proceso de envejecimiento y mantiene la memoria, la habilidad de aprender y la estabilidad emocional. La esperanza oculta es que, modificando la dieta, se podrían prevenir el Alzheimer y otras enfermedades degenerativas. Morir a edad tardía y con las facultades mentales intactas es una de las aspiraciones más deseadas.

Joel C. Robertson, autor de *Natural Prozac*, cree que la vitamina B6 y la vitamina B12 juegan un rol importante en la conversión de los aminoácidos en neurotransmisores, como la serotonina y la norepinefrina, y en prevenir así la depresión. Quizás tenga razón, que no es lo mismo que decir que la gente deprimida debe apresurarse a ingerir suplementos que contengan estas vitaminas, ya que casi todos ingerimos más de los requerimientos diarios al comer carne, pavo, frutas, vegetales, huevos, pollo y crustáceos.

Los atributos de los siguientes comestibles, quizás alguna vez míticos, son en realidad un hecho, aunque nadie debe leer en esto más de lo que dicen:

❧ *Pescado*: los diversos tipos de pescados tienen propiedades diferentes, pero todos son una fuente importante de proteínas. Pescados de agua salada, como salmón, trucha, anchoa, sardina, pescado blanco y pez espada, son ricos en ácidos grasos Omega 3 que, se sabe, disminuye la incidencia de enfermedad cardiovascular. Los japoneses comen pescado en granes cantidades y tienen una expectativa de vida muy larga. Las mujeres en Japón viven 85 años en promedio y los hombres, 78. No se sabe a ciencia cierta si es el pescado u otros alimentos que ellos consumen, como tofu, soja, harina de trigo y trigo sarraceno, té verde, o el hecho de comer porciones pequeñas (lo cual es parte de sus hábitos alimentarios), lo que les confiere cierta longevidad.

El doctor Dean Ornish y otros científicos son fuertes defensores de la ingesta de pescado, aunque selectivamente. Si para algunos comer pescado con frecuencia resulta difícil, pueden tomar suplementos de Omega 3 a una dosis de 3 gramos diarios, el cual es bien tolerado y tiene pocos efectos secundarios.

→ *Vino tinto:* "Es un mito absoluto que el vino tinto es beneficioso", dice Valerie Bernal de la Universidad de Oxford y autora del libro *Million Women Study* (El estudio de un millón de mujeres). Para ella, el consumo de un vaso de vino una vez por semana aumenta la posibilidad de contraer cáncer de mama, faringe e hígado en las mujeres.

Pero el doctor Roger Corder, del Instituto de Investigaciones William Harvey en Inglaterra y autor de *Red Wine Diet* (Dieta de vino tinto), está en completo desacuerdo. Él dice que ciertos vinos tintos contienen un grupo de polifenoles flavonoides que poseen *procianadinas*, las cuales son cardioprotectoras. Explica que, al contrario de lo que se cree, no es el resveratrol –otro antioxidante presente en el vino– el responsable de esta protección, ya que sólo se encuentra en pequeñas cantidades como para ser efectivo.

El doctor Corder alerta que hay que ser selectivo al elegir el vino, ya que algunos contienen procianadinas en cantidades minúsculas. Los buenos vinos son de Francia, de Sardinia y otras regiones. Los hombres de Sardinia viven más tiempo que cualquier otro grupo de población en el mundo, lo que no necesariamente uno pueda atribuirle al vino con certeza total. En Sardinia se come, por ejemplo, mucho queso de cabra, así que uno podría preguntarse si no será este queso el responsable de la longevidad. Hay más de doscientos centenarios en una población de un millón. ¿O se trata quizás del cromosoma-Y del grupo haploide, que acarrea la mitad de la población?

Es muy tentador aceptar que el vino es la fuente de la longevidad y tomarse uno o dos vasos cada día, vivir felizmente y por largo tiempo. Pero tengamos en cuenta que dos científicos respetables, que pertenecen a dos instituciones honorables, tienen opiniones divergentes en este tópico. Mi consejo es tomar un vaso de vino rojo rico en procianadinas diariamente, mientras que las mujeres con historia personal o predisposición genética de cáncer de mama deberían abstenerse hasta que la ciencia dilucide esta controversia. *Por otro lado, hay que notar que el chocolate, las manzanas Deliciosa y Granny Smith y el jugo de arandinos contienen más procianadinas que el vino.*

↤↦ *Té verde:* este brebaje está de última moda y muchos aprovechan sus posibles beneficios para explotarla comercialmente. Kioscos, supermercados y publicidades en todos los medios son la manera de atraer para que consumamos el té verde: "la poción de la juventud eterna". Los creyentes creen que tomando 4 tazas diarias se puede disminuir el riesgo de enfermedad cardiovascular, reducir la presión arterial alta, mejorar los conocimientos y disminuir la progresión del la enfermedad de Parkinson, el Alzheimer y la esclerosis múltiple. Además, dicen que es excelente para ayudar a perder peso, bajar el colesterol al disminuir el flujo de los jugos pancreáticos y también disminuir el nivel de glucosa postprandial.

El té verde contiene antioxidantes y polifenoles, los cuales en animales de experimentación han demostrado conferir protección al corazón y al cerebro. Estas aseveraciones son irresistiblemente alentadoras y atractivas, aunque todavía no demostradas. En el presente se están llevando a cabo múltiples estudios en las áreas mencionadas y también en relación con la diabetes, los cánceres de mama, ovario y próstata.

Una actualización publicada en la revista médica *Liver International* que incluía búsquedas *en Medline, Embase*, así como revistas científicas chinas, concluyó que algunas de estas aseveraciones son válidas. El 7 de junio de 2009, la edición virtual de *GUT* efectuó un estudio actuarial que demostró que mujeres que tomaban cinco tazas diarias de té verde tenían una probabilidad menor de padecer cáncer de estómago. Desgraciadamente, en algunos de estos estudios había datos confusos, como la dosis y el diseño de la investigación, que no permiten hoy aseverar con contundencia que el té verde es una poción mágica. *Pero como no es muy caro y millones de personas lo toman sin efectos secundarios, no existiría una contraindicación para su consumo.*

➻ *Brócoli*: éste es un vegetal de excelentes propiedades, que contiene fibra y vitaminas, y tendría efectos anticancerígenos. Victoria Kirsch y colaboradores, en un artículo reciente de *The Journal of the National Cancer Institute*, sugirieron que éste reduce la incidencia del cáncer agresivo de próstata.

El doctor Paul Evans demostró que el brócoli y los vegetales relacionados tendrían un efecto protector sobre el corazón por la presencia de sulforafenos, una sustancia bioquímica que se encuentra en relativa abundancia en el brócoli fresco. Un artículo publicado en *Cancer Prevention Research* asevera que éste previene el cáncer de estómago.

➻ *Aceite de oliva*: éste es el rey de los aceites. Para algunos, es mágico. La fascinación proviene del hecho de que es cardioprotector y aumenta la longevidad. Contiene grasas monoinsaturadas, sobre todo ácido oleico, el cual ha demostrado disminuir el colesterol y tener propiedades antiinflamatorias, además de disminuir la hipertensión arterial. Además, posee polifenol, un potente agente antioxidante que aumenta la elasticidad arterial.

Hay otras cualidades atribuidas al aceite de oliva: que previene el cáncer y otras condiciones degenerativas, y que aumenta la respuesta a la insulina y reduce así la diabetes; sin embargo, ninguna ha sido comprobada fehacientemente. Este aceite es también rico en vitamina E, que tiene propiedades antioxidantes, y en Omega 3, que protege de ataques cardíacos y derrame cerebral. En contraste, *los aceites animales* contienen grasas saturadas (que aumentan el colesterol y los triglicéridos) y se deben eliminar de la dieta.

El aceite de oliva tiene actividad antiplaquetaria, como la aspirina, y propiedades anti-inflamatorias, como el ibuprofeno. Viene en diferentes formas: extra virgen, virgen, puro y refinado. En los Estados Unidos, se lo clasifica en grados del A al D. El mejor acetite de oliva es el extra virgen y el grado A. El gusto y el aroma dependen de la tierra donde se cultivan los olivos, del método de cosecha y del proceso de elaboración; por ejemplo; ser comprimido en frío después de que se recogen las aceitunas. Es importante conocer su frescura, porque después de un año pierde el sabor y las cualidades benéficas. Dos cucharadas al día es la cantidad mínima recomendada.

Los griegos, los italianos, los españoles y los habitantes de Medio Oriente son los mayores consumidores de aceite de oliva y lo usan generosamente en todo lo que comen. Es gratificante saber que uno puede permitirse usar aceite de oliva con las comidas, pero no hay que olvidar que cada cucharada contiene 120 calorías.

✦✦ *Aceite de canola*: este aceite ha sido descuidado durante mucho tiempo; sin embargo, es rico en Omega 6 que, está probado, disminuye el riesgo de enfermedad coronaria. Este aceite es resultado de la cruza de varias plantas colzas de la familia de la mostaza, el rábano, el nabo, el berro, el rabanito picante y el repollo.

En conclusión: los datos existentes obligan a considerar una buena idea incorporar, en la dieta: aceite de canola y de oliva, té verde, pescado, vino rojo y brócoli.

La dieta mediterránea efectivamente prolonga la vida

La palabra "mediterráneo" tiene en sí una hermosa connotación. Nos hace recordar un lugar con tortugas de mar, paisajes paradisíacos, aguas cristalinas, frondosa vegetación, además de una cocina que, tomando ventaja de la riqueza de su suelo y las aguas que lo rodean, ha dotado a sus habitantes de comidas que son consistentemente saludables y sabrosas, una combinación envidiable.

Hay una creencia que perdura: la dieta mediterránea, que consiste en el consumo elevado de vegetales, legumbres, frutas, cereales y grandes cantidades de ácidos grasos no saturados (generalmente, en forma de aceite de oliva), pocos ácidos grasos saturados, moderada ingesta de pescado, poca a moderada cantidad de lácteos (sobre todo en forma de yogur o quesos), poca carne y aves, y una ingesta regular pero moderada de vino rojo, protege de la enfermedad coronaria, la hipertensión arterial, la diabetes, la obesidad, el cáncer, y aumenta la longevidad.

Un estudio de N. Scarmeas, del Centro Médico de la Universidad de Columbia, demostró que la dieta mediterránea, *junto con un nivel alto de actividad física*, estaba asociada a una baja incidencia de Alzheimer. Esto fue luego corroborado en una investigación de C. Feart en Bordeaux, Francia. Ambos estudios se publicaron en el *Journal of the American Medical Association.*

En los últimos veinte años, varios estudios demostraron el poder protector de la dieta en forma significativa.

La sopa de pollo cura el resfriado común

¿Quién duda que la sopa de pollo ayuda a combatir el resfriado? Esta aseveración se conoce desde hace siglos. La sopa de pollo ha sido material de investigación para científicos, contenido para escritores y polémica para filósofos. Algunos médicos demostraron que abre el pasaje de la nariz por donde fluye la mucosidad; otros mostraron que activa los glóbulos blancos para luchar contra la infección; y otros, que tiene fuertes propiedades antiinfecciosas. Otra explicación más simple sobre sus beneficios es que provee hidratación y sales, que es lo que una persona necesita cuando no come o toma lo necesario por efecto de cualquier enfermedad.

¿Es necesaria una investigación rigurosa sobre el tema? El prestigioso *New England Journal of Medicine* publicó un artículo que demostraba las bondades de la sopa de pollo. Otros dicen que cura el asma, la hipertensión, la tiroiditis y otras enfermedades. Hay anécdotas que se basan en la antigua tradición preconizada por el médico y filósofo Maimónides, del siglo XII, que recomendaba comer diferentes aves, incluyendo sopas, para curar la lepra, el asma, infecciones y otras patologías. Verdad o ficción, la sopa de pollo se ha ganado un merecido lugar en nuestras tradiciones culturales. Pero para que ejerza su efecto beneficioso, la sopa debe ser preparada por mamá.

Estos mitos y tantos otros están aguardando su sanción final. ¿Será el vino tinto el próximo elixir de la salud; el brócoli, el vegetal más venerado de la tierra; el té verde, la poción mágica; y la comida del Mediterráneo, la dieta universal? Por supuesto, no tenemos una respuesta absoluta. Pero podemos admitir que el aceite de oliva, el pescado a la parrilla y un popurrí de frutas y vegetales son componentes de una comida saludable.

Esperar estudios científicos para sancionar la verdad es aceptable, pero en definitiva no tiene sentido hacerlo, porque el tiempo de nuestro bienestar físico es ahora. No tienen que ser datos científicos rigurosos ni absurdos diseños culinarios los que dicten qué debemos comer. No es una conciencia culpable la que debe modificar nuestra manera de alimentarnos, sino entender que comer lo que es bueno y apropiado es una inversión en salud.

El camino para tener buena salud siempre pasa por comer bien, hacer mucha actividad física y lograr equilibrio emocional. Paradigmas simples que hemos de repetir una y otra vez en nuestro libro. Ésas son las luces que iluminan nuestra jornada espiritual para ser y mantenernos saludables.

3

Las mentiras son como las moscas: están en todos lados, fastidiando y molestando

Cuando se refieren a temas de medicina, las mentiras son temibles. Hay muchísimas personas deshonestas tratando de enriquecerse embaucando a gente inocente.

Uno de los propósitos de este libro es proveer al lector de las herramientas adecuadas para lograr un estado de salud óptimo y alertarlos de los engaños que están por todos lados. Sería imposible listar todos las falsedades y artimañas, por lo cual sólo me he de referir a aquellas que desgraciadamente son aceptadas y practicadas como verdades por muchos. Ya discutimos algunas maquinaciones de la industria alimentaria; más tarde nos referiremos a actos de deshonestidad de profesionales y de la industria farmacéutica.

No es que exista una conspiración para que nos enfermemos pero, en el anhelo de hacer dinero, corporaciones, industrias e individuos descuidan la seguridad y las buenas prácticas, vulnerando nuestro bienestar. Lo que sigue son algunos de los engaños...

- El intestino grueso está lleno de toxinas y hay que removerlas

Hace unos diez años acudió a la consulta una paciente de 42 años quejándose de dolor abdominal y cambio definitivo de sus hábitos intestinales en los últimos doce meses. Cuando comenzaron sus padecimientos fue vista por un "consejero de salud", un individuo que se autotitulaba experto y que prescribía hierbas y otros servicios en Venice, California. Él le recomendó enemas de limpieza cada dos semanas. Al año, como sus síntomas no mejoraban, decidió acudir a la consulta gastroenterológica. Realicé varios tests y descubrí que estaba afectada con cáncer de colon con metástasis en el hígado y las estructuras adyacentes; le dimos tratamiento paliativo y desafortunadamente murió varios meses después.

Este caso no es infrecuente: prácticas heterodoxas hacen demorar un diagnóstico en etapas tempranas de la enfermedad. Si hubiese acudido antes a la consulta, permitiendo un diagnóstico temprano, quizás hoy estaría viva.

Lavado del colon o intestino grueso, o terapéutica de colon, como también la llaman, es una de las violaciones más ofensivas y flagrantes al cuerpo humano. La idea de remover toxinas del intestino no tiene ninguna fundación científica. Esta práctica se vincula con la cura de la artritis, problemas de senos faciales, fatiga, depresión, obesidad, constipación, reducción de la circunferencia abdominal, la cura del mal aliento, el alivio del dolor de espalda, la mejora del humor cambiante y el fortalecimiento del sistema inmunológico.

Ninguna de estas aseveraciones tiene base científica o validez pragmática, y son mentiras incuestionables. La comunidad médica entera ha dejado claro que el lavado intestinal es una estafa; a pesar de lo cual, su práctica es cada vez mayor.

El lavado de colon se efectúa con enemas de agua mezclada con diferentes productos: café, vitaminas, laxantes, como la cáscara sagrada, hierbas y otras sustancias, o con la ingesta de productos "limpiadores", ninguno de los cuales ha demostrado tener eficacia. Este procedimiento es recomendado por figuras célebres que buscan desesperadamente la fuente de la juventud en forma de píldoras, cremas, manipulación corporal y cirugía cosmética. Está promocionado por revistas de moda mediante artículos que se refieren a quemar grasas, o a cremas antiarrugas, o píldoras para otorgar un aspecto juvenil, y programas de detoxificación y otras promesas sin sentido, pero que venden más ejemplares.

La Sociedad Americana de Cáncer (ACS) asevera: "La evidencia científica disponible no ha demostrado que la terapéutica colónica es efectiva en tratar el cáncer o ninguna otra enfermedad. Este procedimiento es peligroso y puede causar infección o muerte."

En 1985, el Departamento de Servicios de Salud de California (CDHS) hizo un listado de los efectos nocivos de la limpieza de colon: infección y muerte por equipo contaminado, muerte por pérdida de electrolitos, perforación de intestino que provoca sepsis o muerte. Y, como hemos visto en nuestra paciente, demoras diagnósticas que pueden ser ominosas. Por qué se permiten todavía estas prácticas es difícil de saber.

La función del intestino es remover agua del cuerpo, absorber y secretar electrolitos como una manera de mantener el equilibrio de estos elementos vitales. Es un reservorio de los residuos que llegan del intestino delgado, que finalmente se eliminan como heces. La eliminación se hace a intervalos diferentes según la cantidad y la cualidad de la comida ingerida. Materiales como la fibra proveen la mayor parte de las heces, que también contienen agua, sales, bacterias y otros elementos. En la luz del intestino, viven trillones de bacterias y lo hacen en perfecta armonía para mantener la función del colon. Interferir en estas funciones es una intrusión riesgosa.

Las personas que se someten a esto y tienen problemas cardíacos pueden desarrollar intoxicación acuosa por enemas, y en algunos casos, un desequilibrio hidroelectrolitico por el abuso de laxantes. Otras complicaciones incluyen perforación de recto o intestino. Además, el uso prolongado de estas prácticas puede causar constipación pertinaz. Ciertas hierbas pueden alterar la absorción de nutrientes necesarios. La idea de limpiar el colon nació del principió de limpiar "la cloaca" y prevenir la acumulación de *desperdicios*, sin tener en cuenta que el *desperdicio* en el colon es una situación normal. La limpieza de colon es popular porque da la ilusión de eliminar venenos del cuerpo, como un acto de exorcismo en el que, en vez de eliminar malos espíritus, eliminamos toxinas.

4

Algunos partidarios de la medicina alternativa o complementaria utilizan ilusiones para tratar una variedad de enfermedades crónicas o problemas médicos no resueltos. Acuden a hierbas, suplementos dietarios, vitaminas, minerales y manipulación de la dieta, prometiendo curas que nunca se hacen realidad.

De alguna manera somos todos cómplices, porque en nuestra aspiración de lograr buena salud hacemos tonterías y nos rendimos a nuestra fantasía. A aquellos que tienen una condición crónica se les hace difícil resistir a la idea de que quizás haya algo más, aunque no esté probado, que pueda revertir o disminuir una condición adversa. No es fácil perder las esperanzas cuando la realidad es desalentadora.

Existen tratamientos complementarios que ciertamente han ayudado a pacientes con cáncer u otras condiciones crónicas. Por ejemplo, la meditación, que reduce el estrés; la marihuana, que disminuye las náuseas y el vómito secundario de la quimioterapia; técnicas de relajación, masajes o ejercicios mentales, que aumentan la efectividad de drogas convencionales o la respuesta inmune del organismo, *pero no debe confundirse paliación y alivio temporario con curación.*

En medicina, la evidencia no se logra rápidamente; es sólo luego de largos ensayos terapéuticos que uno puede afirmar que un procedimiento o un agente farmacológico realmente son eficaces como para ser entonces adoptados por la comunidad médica entera.

La ciencia médica debe tenerse en alta estima, entendiendo que ha contribuido enormemente en proveer cura a lo que antes eran condiciones fatales, aliviando todo tipo de enfermedades, prolongando la vida y haciendo que sea mejor, aunque esta disciplina tampoco tiene la última palabra en el tema de la salud ni sus preceptos son infalibles o incontrovertibles, lo cual explica la aparición de otras modalidades terapéuticas no convencionales.

Las deficiencias de la medicina convencional deben ser enfatizadas: en Estados Unidos se cometen un millón de errores médicos por año, y como consecuencia de ello mueren noventa mil personas, en parte porque todavía confiamos más en recetar medicamentos que no están exentos de peligro en lugar de aconsejar un cambio en el estilo de vida, o hacer énfasis en la prevención. En cambio, sometemos a los pacientes a un número enorme de tests, por miedo a ser enjuiciados por mala praxis o como una forma de hacer dinero. Las medicaciones son imperfectas y muchas son sacadas de circulación, aunque no sin antes haber causado daño o muerte. Para empeorar las cosas, las compañías farmacéuticas inducen a la gente a que tome medicamentos como si fueran caramelos.

Y peor todavía: estamos *medicalizando* procesos naturales. Si nuestra piel presenta arrugas a medida que envejecemos, se promete una cura para algo que no necesita ni tiene cura. Si no podemos dormir de noche por alguna preocupación, usamos píldoras para dormir, esto en lugar de entender de dónde proviene la ansiedad y cómo manejarla a nivel emocional. Si la libido sexual disminuye por estar en una mala relación personal, en vez de encarar el problema por su raíz hemos inventado una nueva enfermedad, en el caso de la mujer, "el síndrome de disfunción sexual femenino", para lo cual se recomienda testosterona...

El consumo de testosterona es hoy un negocio de miles de millones de dólares anuales, para tratar un cuadro que no existe. Hay condiciones que son reflejo de las vicisitudes de la vida, algunas temporarias, requieren sólo un manejo moderado y que en cambio son "tratadas" con medicamentos. Otros ejemplos son la disfunción eréctil del pene, la andropausia y la eyaculación precoz que cuando no son consecuencias de enfermedades crónicas o simplemente resultan del paso de la edad, en vez de ser consideradas una parte del proceso de vida, se las cataloga como una enfermedad, sin un basamento científico. En todos esos casos, lo primero que hay que hacer es colocar el síntoma en un contexto personal, social y cultural, y no darle nomenclatura de enfermedad, porque cuando eso ocurre la consecuencia inmediata es prescribir medicamentos, los cuales, como hemos visto, no están exentos de efectos secundarios.

El último "invento" es el del cansancio matinal que, en lugar de ser entendido como un fenómeno natural en el que uno necesita minutos o pocas horas para despabilarse, desentumecerse y recuperar la flexibilidad del cuerpo, es catalogado como síndrome y se lo "contrarresta" con hierbas, cafeína y todo tipo de estimulantes.

5

Una sucinta lista de decepciones

Algunos años atrás, Martin Cooper, quien desarrolló el primer teléfono portátil, declaró en una comisión en Michigan que hablar por teléfono y manejar al mismo tiempo acarreaba un riesgo físico significativo. Eso era en la época en la que los teléfonos celulares no eran tan populares como ahora. A pesar de sus declaraciones, las compañías telefónicas ignoraron el problema, aseverando que no había prueba alguna para corroborar esa afirmación. Sólo cuando un estudio de Harvard mostró que usar el celular o *textear* mientras se maneja produce 570.000 accidentes y 2.600 muertes anuales, reconocieron el riesgo aducido. La prohibición de manejar y hablar por teléfono genera menos llamadas, y esto les cuesta a las compañías telefónicas millones de dólares, lo cual explica la resistencia que tuvieron en aceptar esos hechos.

Otras grandes industrias ocultan los peligros de sus productos para proteger sus ganancias. GlaxoSmithKline no reveló que el Paxil producía pensamientos suicidas en niños hasta después de un tiempo, y accedió a pagar 2,5 millones de dólares en compensación en un arreglo judicial, como informó el *New York Times* en un artículo publicado el 31 de mayo de 2005. Vioxx fue retirado del mercado porque causaba ataques de corazón fatales, un hecho que aparentemente era conocido por sus fabricantes antes de esta acción.

La doctora Marcia Angell, exeditora del *New England Journal of Medicine*, autora del libro *La verdad acerca de las compañías farmacéuticas* y una aliada del movimiento de reforma de la salud, escribió: "En las dos últimas décadas la industria farmacéutica se desprendió de su noble propósito de descubrir y producir drogas de utilidad. Ahora, primariamente son una máquina de mercado para vender drogas de beneficio dudoso; esta industria usa su fortuna y poder para cooptar a cualquier institución que se le ponga en el medio, incluyendo el Congreso, el FDA, centros médicos académicos y la misma profesión médica."

La dioxina usada en alimentos para animales es carcinogénica, a pesar de lo cual "la industria química, vacuna y de carne de aves está llevando a cabo una intensa campaña para demorar que la Agencia de Protección Ambiental de Estados Unidos pueda demostrar que el consumo de grasa animal y lácteos que contienen pequeñas cantidades de dioxina puedan causar cáncer en humanos", sostiene Eric Pianin, del *Washington Post.*

Las grandes corporaciones, a veces, prefieren ocultar el daño potencial de sus productos, sea arsénico en el agua que consumimos o químicos en los comestibles.

En capítulos anteriores mencionamos que, con el objeto de preservar la comida y aumentar su sabor, la industria alimenticia usa conservantes, tinturas, manipulación genética y agentes químicos para cambiar su color y textura. El resultado es un híbrido que parece comida pero que en realidad es un artificio que, generalmente, se conoce como comida procesada.

Un *nugget* de pollo es una pieza dismórfica de pollo picado con todos sus componentes, incluyendo la piel, con productos de relleno, grasa y pan cocinado en aceite hidrogenado. El consumidor erróneamente cree que, si es pollo, debe ser saludable. Como resultado, los consumidores (la mayoría de los cuales son menores de 6 años) comen 250 calorías en una porción, la mitad de las cuales proviene de grasa.

Hay un montón de otras comidas que no son lo que parecen ser, en los estantes de los supermercados; son falsos compuestos. En general, tienen un ingrediente que les da el nombre – por ejemplo, bife–, pero si uno se fija cuidadosamente, observará que está lejos de ser un bife, más bien es un comestible artificial con muy poco de componentes naturales.

Los sabores agregados artificialmente también son una decepción. Las papas fritas pueden ser sabrosas más por los productos químicos agregados y los ingredientes artificiales que por la calidad de la papa; no es la tierra de Idaho la que les da el sabor sino más bien una planta química de Nueva Jersey. El helado de fresas podría no tener una minúscula porción de la fruta, sólo sabor artificial, lo suficiente para engañar nuestros sentidos. Hace poco advertí que una bebida de limonada tenía una etiqueta en el envase que decía: "no contiene limón".

Hay alternativas que muestran que se pueden producir comestibles en cantidades industriales y lograr calidad: en Estados Unidos, el pollo de rotisería de Costco (una empresa de venta de múltiples productos domésticos) es legendario, es grande, tiene muy buen gusto y cuesta 4,95 dólares. Yo sospechaba que éstos se criaban sobre la base de hormonas, pero el gerente me dijo que los producían en granjas, los trataban humanamente y que su gran tamaño se debía, no a hormonas, sino al agua salada que se les inyectaba para que conservasen la humedad antes de cocinarlos.

La panadería Kossar, en Nueva York, vende –según los conocedores– el mejor *biali o pletzel* (un pequeño pan redondo, generalmente con cebolla cocida en su centro) de los Estados Unidos. Mimi Sheraton, la excrítica de restaurantes del *New York Times,* escribió en su libro *Comiendo Bialis. La historia de un pan y un mundo perdido,* que los *bialis* de Kossar son una celebración de una vieja cocina que todavía provee placer a millones, y además dijo que son los mejores del mundo. No contienen aditivos ni agentes químicos, sólo ingredientes básicos para preservar su pureza. Deben ser comidos frescos porque no tienen conservantes. Cuando los llevé de Nueva York a Los Ángeles, ya habían perdido su sabor y aroma. La alta calidad de la harina, la levadura y la sal que usan, el hecho de que lo cocinan en un horno de ladrillo por convección y la falta de aditivos exóticos los hacen únicos.

En Los Ángeles, hay colas interminables en In N' Out, un famoso lugar por sus hamburguesas, que son legendarias. Éstas son apetitosas, y sus ingredientes están controlados. Las papas son frescas y se las fríe en grasas no saturadas. Las hamburguesas se manufacturan en su propia planta, con estricto control de calidad. Esta corporación provee comida en cantidades industriales, conservando buena calidad en sus productos, aunque la gran cantidad de grasa y sal los desmerece.

Las hamburguesas y otras carnes no infrecuentemente tienen que ser retiradas del mercado porque están contaminadas con E. Coli 0157:H7, una bacteria virulenta que produce una enfermedad severa –el síndrome urémico hemolítico–, que acarrea una tasa de mortalidad del 10%. Cada año, 76 millones de personas en Estados Unidos se enferman por contaminación de la comida con bacterias, virus o parásitos que están presentes en la carne durante el matadero, o durante el proceso de preparación antes de que llegue a nuestra cocina. Ningún comestible está exento de contaminación.

El Proyecto de Productos Seguros de la Universidad de Georgetown informó que, en marzo de 2010, el costo relacionado con las enfermedades producidas por la comida fue de 152.000 millones de dólares, incluyendo atención médica, pérdida de productividad y salarios, lo cual da una idea de la magnitud del problema. A veces, la intoxicación se produce al final de la cadena de la distribución de comidas, pasando desde los fabricantes y los supermercados hasta los restaurantes o los hogares, durante la preparación de las comidas. Otras veces, se debe a la falta de control sanitario por la industria alimentaria, durante el procesamiento o por pruebas de contaminación inadecuadas. Esta calamidad recién ahora está siendo discutida por el Congreso de los Estados Unidos, donde existen varias propuestas para asegurar la calidad de lo que comemos.

En el libro *Food Inc.* se lee: "Tenemos corporaciones que controlan las fuentes de lo que comemos y la manufactura con manipulación genética de las plantas que salvaguardan el planeta." Y también: "El sistema de producción norteamericano y el impacto en nuestra salud, nuestra economía y hasta nuestras libertades es un tema con vastas ramificaciones."

Nuestra vieja rutina de comer está siendo reemplazada por la lenta y dominante acción de la poderosa industria alimentaria. Podemos creer que somos libres de comer lo que queremos, pero puede que no sea así, porque somos manipulados por la industria a través de sus propagandas, prácticas de mercado y tendencias, que nos hacen comer lo que nos daña. Elegir y decidir es una tarea compleja que ha sido discutida por filósofos y científicos desde tiempos inmemoriales. Jonah Leherer, un erudito de Rhodes, quien trabajó en el laboratorio del premio Nobel Eric Kandel, escribió en su libro *Cómo decidimos* que la dopamina, un neurotransmisor, se libera cuando comemos, y esto está ligado a las predicciones.

Cuando comemos lo que nos gusta, las neuronas liberan dopamina, lo cual resulta en una emoción positiva, y si al contrario, no logramos recibir lo que anticipamos, la liberación de dopamina se corta y nos sentimos infelices. Cuando comemos comienza un proceso de decisión basado en los ciclos de predicción y recompensa, y si ingerimos algo que nos gusta se crea un ciclo muy difícil de quebrar. La industria de los alimentos conoce muy bien estos mecanismos, y ésa es la razón por la cual ofrecen comestibles que gustan al paladar, sabrosos y baratos, dirigidos a movilizar nuestras emociones.

De esta manera, experiencia previa, errores, predicciones y expectativas dictan nuestras conductas; si la industria alimentaria acierta que una comida va a generar una descarga de dopamina, quedamos prendidos. En vez de comer lo que es más adecuado, comemos lo que nuestra memoria recuerda lo que nos dio satisfacción.

Esto ha creado una Gestalt en la que las comidas predominantes están llenas de azúcar, grasa y sal, una mezcla de proporciones poco saludables pero que al paladar se le hace difícil de resistir.

Hay un grupo de médicos, educadores, nutricionistas y periodistas investigadores que está urgiendo a la gente a retornar a hábitos básicos, naturales y sensatos. Peter Pringle, Arthur Rodriguez, Michael Pollan y otros están tratando de llevar claridad al dilema de qué y cómo comer. Señalan que las fajinas de las granjas ya no son adecuadas, que a los animales se los alimenta en jaulas y no en las praderas, y que el maíz es el ingrediente principal de sus alimentos, reemplazando otros más saludables. Diversas agrupaciones están embarcándose en campañas de proselitismo en las que promueven hábitos saludables de alimentación, no diferentes de las que se utilizan en la lucha contra drogas y tabaco.

Existe gran decepción en los lugares de comida rápida cuando se muestran productos tentadores que traicionan nuestro sentido común, ya que las publicidades crean la ilusión de que se nos ofrece lo mejor del arte culinario.

Burger King, cumpliendo con regulaciones nacionales y locales, ofrece información nutricional de los productos en sus folletos, que tendrían que ser suficientes para que el consumidor avispado se pregunte cuán sanos son algunos de ellos. Un ejemplo de los 53 productos que venden es el *pan de hamburguesas*. De acuerdo con su folleto informativo, éste contiene los siguientes ingredientes:

"... *harina de trigo sin lejía enriquecida (harina de trigo, harina de cebada malteada o alfa amilasa de Aspergillus Orizae, niacina, hierro, mononitrato de tiamina (vitamina B1), riboflavina (vitamina B2), ácido fólico (vitamina B9). Ácido ascórbico, agua, jarabe de maíz con fructosa o sacarosa líquida, levadura, aceite de canola vegetal y/o soja o aceite de semilla de algodón. Puede contener 2 por ciento o menos de lo siguiente: sal, gluten de trigo vital, harina de soja, almidón de maíz, nutrientes de levadura (puede contener uno o más de lo siguiente: sulfato de amonio, fosfato monocálcico, sulfato de calcio, carbonato de calcio, sulfato dicálcico), acondicionadores de masa (puede contener uno o más de lo siguiente: almidón de trigo, celulosa microcristalina, sorbitol, lactilato estearoilato de sodio, ácido ascórbico, azodicarbonamida, mono y diglicéridos, peróxido de calcio, lactilato estearoilato de calcio), enzimas, conservantes (calcio propionato y/o ácido ascórbico, vinagre, semillas de sésamo, gel de celulosa, levadura (pirofosfato de ácido de sodio, bicarbonato de sodio, fosfato de diamonio). No contiene productos animales."*

Cuán diferente del pan que mis abuelos cocinaban en su panadería, que contenía sólo harina, agua, sal y levadura, y que tenía un gusto tanto mejor que estas fabricaciones esponjosas.

Si estos lugares populares de comida rápida con miles y miles de locales pudiesen fabricar el pan en sus premisas no necesitarían usar agentes químicos y conservantes, pero el precio del pan sería mucho más alto, erosionando sus ganancias. Lo mismo se aplica a cada producto que venden. Han dominado las técnicas de producción en masa con la resultante de crear algo que *parece comida*, que tiene buena apariencia y buen sabor (porque contiene grasa, sal y azúcar) pero que posee además sustancias nocivas.

Para la industria, los números son claros: ahorrar 10 centavos en una hamburguesa y vender 10 millones, y el beneficio es de un millón de dólares. Como diariamente se consumen millones de hamburguesas en estos lugares, hagan ustedes la cuenta.

La decepción proviene del hecho de hacer creer que porque se revelan los ingredientes no hay nada que temer; es como la letra chica de un documento que nadie lee. Pocos son los que leen las advertencias en los productos.

No hay razón alguna para patrocinar a los lugares de comida rápida y sin embargo lo hacemos, porque las tentaciones son difíciles de resistir. McDonalds y otros sitios similares son parte de nuestra cultura y reconocidos en todo el mundo como el símbolo de la cocina norteamericana. Los locales son coloridos, la comida es sabrosa y barata; son parte de un sistema de recompensa y castigo...

Si los niños obtienen buenas calificaciones, o hacen los deberes en el tiempo debido, o mantienen limpio su dormitorio, se los recompensa con un viaje a McDonald's, Cheesy Cheek, Burger King u otros similares. Esto crea un ciclo de anticipación y recompensa, que asegura una asociación involuntaria: coma, sea feliz, y coma otra vez y otra vez... Algunos locales tienen salas de juegos con el fin de atraer a sus clientes para comer, consumir y jugar. La asistencia a estos lugares es siempre muy elevada, hasta en los momentos de crisis, cuando se cuida hasta el último centavo. Estos negocios no tienen fallas.

Afortunadamente, hay individuos preocupados por cuestiones de salud que están exigiendo que estos lugares de comida rápida cambien sus hábitos y entiendan las implicancias de lo que sirven. El doctor Dean Ornish, experto en salud, fue contratado por McDonald's, y les aconsejó, entre otras cosas, que no usaran aceites saturados.

La obesidad infantil está alcanzando proporciones en Estados Unidos (y también en muchísimos países) y es imperativo tener una actitud firme y exigir que la comida que se sirve en los lugares públicos no tenga un gran exceso de calorías o poco valor nutritivo. Las tres corporaciones más importantes que fabrican bebidas sin alcohol han retirado de la venta de máquinas dispensadoras en colegios las bebidas de alto contenido calórico y las han reemplazado con otras sin azúcares.

Los lugares de comida rápidas forman parte de nuestro estilo de vida y no desaparecerán. No debería ser difícil ser más creativos y transformarlos en sitios donde los niños pudiesen comer alimentos de calidad y divertirse al mismo tiempo. Desarrollar una ética de respeto por la gente beneficiaría sus negocios y nuestro bienestar. Por ejemplo: Coca-Cola está ofreciendo la gaseosa en latas de tamaño pequeño; una acción encomiable, ya que menor volumen se traduce en menos calorías, pero otros lugares de comida rápida la ofrecen en envases de 750 centímetros cúbicos, que contienen rebosantes 420 calorías.

Si ustedes piensan que tanto yo como otros que advierten de los riesgos y peligros de las comidas estamos exagerando, piénsenlo otra vez. Leamos qué más dice el folleto de Burger King:

> *"Advertencia: agentes químicos que son reconocidos por el esta-do de California como causantes de cáncer o defectos de nacimiento o del sistema reproductivo pueden estar presentes en las comidas y bebidas que se venden aquí. Papas cocidas que han sido tostadas, como lo son las papas fritas, las papas bronceadas y los papas con quesillo, contienen acrilamida, un químico que el estado de California reconoce como cancerígeno.*
>
> *Este agente químico no se agrega a nuestra comida pero se crea cuando ciertas comidas son tostadas. Otras comidas que se venden aquí, como el pan de hamburguesa, bizcochos, croissants y café, con-tienen también acrilamida, pero en general en concentraciones menores que las papas fritas. El FDA ha aconsejado a la gente que no coma papas fritas u horneadas. Para mayor información, ver www.fda.gov.*
>
> *Algunas otras comidas que se sirven aquí pueden contener agen-tes químicos que son productos finales de la cocción y son causan-tes de cáncer o defectos de nacimiento o dañan el sistema reproductivo. Estos productos químicos incluyen hidrocarburos poli-clicos aromáticos y Phip (2-amino-1-metil-6-fenilimidazol 4-5-b piridina (como en el pollo a la parrilla)."*

Burger King no oculta nada y cumple con las regulaciones gubernamentales cuando revela el contenido de los alimentos, así como explica que algunos ingredientes pueden causar cáncer. Y es en esta contradicción de señalar que algo puede ser cancerígeno y venderlo donde está el engaño. El hecho de que los lugares de comida rápida puedan dispensar estos productos libremente es una tácita alusión a lo saludable de sus productos.

Un estudio reciente de las Universidades de Nueva York y Yale, efectuado en McDonald's, Burger King, Kentucky Fried Chicken (**KFC**) y Wendy's, demostró que los anuncios de las calorías de las comidas no cambian los hábitos de la gente, hecho consistente con la percepción de que compramos lo que es más económico, abundante y sabroso, independientemente de las consideraciones respecto de la salud.

Esto nos lleva a referirnos al tema de la responsabilidad individual, una cuestión que no es tan simple como parece, por la relación entre múltiples variantes que dependen del estatus socioeconómico, la educación, los antecedentes culturales, el sexo, la edad, las experiencias previas, las normas de la sociedad, las convicciones religiosas, las creencias filosóficas, el estado mental, y la oportunidad y la libertad de poder elegir.

Es fácil condenar a aquellos que comen inadecuadamente y, como consecuencia de lo cual, desarrollan diferentes enfermedades, sin tener en cuenta que muchos no tienen los medios para acceder a comidas de calidad y que sólo llegan a la saciedad cuando consumen comidas baratas de poco valor nutricional. También, la sociedad en general y la industria alimentaria en particular resultan responsables por estas situaciones.

Esto recuerda las etapas tempranas de la difusión del cigarrillo cuando se lo consideraba elegante y un signo de masculinidad. No hubo un entendimiento real de los daños que producía la nicotina hasta principios de los años cuarenta; después de esa época, los consumidores, el Gobierno, las organizaciones sanitarias, los servicios de salud y el resto de nosotros nos percatamos de que el cigarrillo producía cáncer de pulmón y vejiga y es un factor de riesgo de impotencia masculina, enfermedades cerebrales y cardiovasculares y enfisema , y poco a poco se comenzaron a realizar acciones para disminuir su consumo, pero no sin antes enfrentar a los fabricantes, quienes luchaban para evitarlo.

Al principio, se omitió información que mostraba los efectos nocivos, negaban que se agregue nicotina extra para aumentar la adicción, usaban métodos de *márketing* vergonzosos y rehusaban admitir que el tabaco causaba cáncer. Esa actitud es similar a la que hoy ha adoptado la industria alimentaria, que niega que los fertilizantes, los agentes químicos o los conservantes que utilizan puedan provocar trastornos en la salud con el consumo crónico.

Otra práctica frecuente, que es más peligrosa de lo que parece, es el uso de atrazina, un exterminador de yuyos, que tiene lugar en los campos de maíz y está contaminando las aguas. Este herbicida parece ser el responsable de defectos de nacimiento, partos prematuros, problemas de reproducción y hasta cáncer, en cantidades que en un principio habían sido aprobadas por la Agencia de Protección Ambiental (EPA) de Estados Unidos. A pesar de esto y de las advertencias de los protectores ambientales, parte de la industria agrícola lo sigue utilizando, con la consecuente contaminación de las frutas y los vegetales que consumimos.

Una advertencia de su uso no previene que la gente deje de consumir comida contaminada, como ocurre con los cigarrillos, que tienen una advertencia sobre los peligros de su consumo, y a pesar de lo cual miles de millones de personas siguen fumando en el mundo entero. Las connotaciones éticas son claras: es inmoral vender algo que, se sabe, daña a la mayoría de los individuos.

Vamos a lugares de comidas rápidas con nuestros hijos sin darnos cuenta de que, a la larga, el perjuicio de los comestibles chatarra nos enferma y nos mata lentamente, al convertirnos en gordos, hipertensos, diabéticos o propensos a contraer cáncer.

6

Libros para adelgazar, píldoras para perder peso y otras parafernalias son caros e inútiles

Otros mercaderes de esperanzas son aquellos que, con o sin calificaciones, toman ventaja de la necesidad que hay en el mercado de una dieta milagrosa o de una píldora mágica para suprimir el apetito. Esto hace que los incautos caigan por los trucos que comerciantes inescrupulosos usan para convencer de que perder peso es fácil usando o consumiendo sus productos, que no sirven para nada y son fruto de la imaginación de aquellos que saben cómo explotar las ansiedades de los que desesperadamente están tratando de estar en forma y ser esbeltos. Como a la larga todo lo que prometen las propagandas para adelgazar falla, todos los días aparecen nuevos engaños.

Hay que diferenciar los libros sobre dietas: algunos están escritos por profesionales serios y ofrecen datos rigurosos en relación con el contenido y la calidad de los alimentos, mientras que otros usan argucias y artificios en la manipulación de la dieta y no sirven para nada. Un libro sobre cómo debe ser la alimentación ideal requiere sensatez, racionalidad y ofrecer consejos sólidos y científicamente probados.

Un libro honesto ofrece un plan dietético que es equilibrado, bajo en calorías, fácil de preparar, que guste al paladar y sea económico. La lista de alimentos debe incluir lo permitido y prohibido en términos de valor nutritivo y su contenido; las aseveraciones que hace deben ser comprobables y confirmadas en estudios científicos. Como se sabe que más del 90 por ciento de la gente falla en el intento de perder peso, muchos han tratado de encontrarle la vuelta a ese fracaso, por ejemplo, formulando una dieta milagrosa que requiera poco esfuerzo, lo cual es imposible. Las dietas bajas en calorías son restrictivas por definición y difíciles de cumplir.

Para resolver este problema, el doctor Robert Atkins creó la dieta baja en carbohidratos, abundante en proteínas y moderada en grasas. En vez de poner el foco en las calorías, lo hace en el contenido. Su libro *La dieta revolucionaria del Dr. Atkins*, publicado en 1972, fue un *best seller*. Millones de personas compraron el libro y pudieron perder peso, aunque sólo por poco tiempo. Su teoría era que azúcares refinados, harina y jarabe de maíz con fructosa eran los responsables de precipitar la obesidad. Él recomendaba comer proteínas sin restricciones. De esta manera, decía, el cuerpo quemaría los depósitos de grasas en lugar de los de azúcar. Su hipótesis era correcta, pero con algunas incongruencias.

Un estudio seminal publicado en el *New England Journal of Medicine* (NEJM) mostró, en 2003, que la dieta de Atkins efectivamente disminuye peso cuando se la compara con un grupo control, pero sólo por los tres primeros meses, seguida luego de un aumento progresivo de peso. En 2009, un grupo de investigadores dirigidos por el doctor F.M. Sacks, de la Escuela de Salud Pública de Harvard, efectuó un estudio también publicado en el NEJM. Conformaron un grupo de 811 obesos repartidos al azar en cuatro subgrupos. Las comidas eran similares en calorías en todos los grupos, pero la composición de grasas, carbohidratos y proteínas variaba de un grupo a otro.

El 80 por ciento de los participantes completaron el estudio, un logro inusual. Todos acudían a sesiones de instrucción sobre la manera de comer. El objetivo primario era evaluar los cambios en el peso corporal, comparando: bajo en grasa *versus* alto en grasas y proteínas en cantidad normal, y alto contenido en proteína con contenido bajo en carbohidratos y grasas. A los seis meses, los participantes en cada dieta habían perdido un promedio de 6 kilogramos, y todos comenzaron a recuperar peso a los doce meses. A los dos años, la pérdida promedio fue de 4 kilogramos, pero solamente entre el 14 y el 15 por ciento tuvo una reducción del 10 por ciento de su peso inicial.

El corolario es que *dietas pobres en calorías* resultan en pérdida de peso significativa, independientemente de qué macronutrientes se ingieran. El 14 o 15 por ciento de los individuos que lograron mantener un peso adecuado después de tanto tiempo realizaron una gran hazaña, pero hay que tener en cuenta que ellos eran parte de un experimento controlado, que recibían ayuda y apoyo al esfuerzo, y el hecho de que se habían inscripto para ese estudio probablemente significaba que habían empezado con una gran motivación, lo cual de cierta manera es una situación artificial difícil de duplicar en la vida real.

Muchos encontraron que restringir severamente los carbohidratos era peligroso. El doctor Robert Eckel, de la Asociación Americana de Cardiología (AHA), afirmó en forma inequívoca que la *dieta de Atkins pone a la gente en riesgo de contraer enfermedades del corazón.*

Muchos libros son escritos por gente deshonesta, profesionales incompetentes, actores, actrices, oportunistas y otros que se declaran a sí mismos gurús, con el propósito de adquirir fama y dinero. Títulos atractivos esotéricos o sofisticados ayudan a vender libros: *Dieta para una panza plana, Dieta paleolítica, Dieta South Beach, Dieta de Beverly Hills* y otros similares han llegado a ser *best-sellers*, algunos durando en los estantes de librerías más que otros.

Los personajes célebres se convierten en consejeros de salud: Susan Sommers (que sigue delgada) y Oprah Winfrey (quien reincidió); Marie Osmond, la famosa cantante, es una vocera para Nutrisystem; si se mantiene delgada se la seguirá viendo en los comerciales, o, como le ocurrió a Kristie Allen, otra famosa actriz (quien, a la larga, aumentó 34 kilos), se la despedirá. Queen Latifah hace ahora comerciales para adelgazar y, paradójicamente, participa también en publicidades para Pizza Hut.

Los buenos libros que promueven dietas bajas en calorías, balanceadas, y preconizan un cambio de estilo de vida que incluye ejercicios que deben ser bien acogidos, ya que sirven para transitar el difícil y complejo camino de perder peso; los otros textos son inútiles y peligrosos.

Cuando este tipo de libros se hacen populares, la comunidad médica se percata y efectúa críticas valederas. *La dieta de Beverly Hills*, que fue patrocinada por actrices famosas, vendió más de un millón de ejemplares. En 1981, el doctor Gabe Mirkin, de la Universidad de Maryland, publicó un artículo en el *Journal of the American Medical Association* (JAMA), en el que criticaba y explicaba en detalle los efectos nocivos de esta dieta. La llamó "la última y quizás la peor de las dietas-falsas que entraron en carrera".

En la última década, Internet se ha convertido en una poderosa fuerza que está influyendo en la manera en que comemos, en nuestro entrenamiento físico y en modificar nuestro estilo de vida. *Bloggers*, profesionales, no profesionales, buenos, malos, inteligentes e inescrupulosos habitan el universo de la *web* y hacen oír su voz con buenas o malas intenciones, para inducirnos a cambiar la manera en que vivimos. Guía y consejos son fáciles de dar, pero sin discernimiento y base científica sólida son dañinos y a veces letales.

Lograr tener buena salud no es fácil; hay que contar con una enorme energía interna, no sucumbir a la indolencia y dejar de lado las fantasías que ofrecen las soluciones mágicas.

7

¿Hay medicamentos efectivos para ayudar a perder peso?

Entre la parafernalia que la gente usa para luchar contra la obesidad se encuentran los medicamentos para suprimir el apetito. La industria farmacéutica ha gastado enormes cantidades de dinero para descubrir una píldora mágica que ayude a adelgazar. Como en Estados Unidos la gente gasta 59.000 millones de dólares para perder kilos, aquel que encuentre una alternativa eficaz hará millones.

Hay dos tipos de medicaciones para perder peso. Una está dirigida a disminuir el apetito y la otra, a disminuir la absorción de grasas, por ejemplo, inhibiendo la lipasa, una enzima que es necesaria para que las grasas se puedan absorber.

Las drogas disponibles en los Estados Unidos (y en casi todo el mundo) son: sibutramina, orlistat, fentermina, dietilpropión, fluoxetina, sertralina, bupropión, topiramato y zonisamida.

El orlistat disminuye la absorción de grasa y, como efecto secundario, produce diarrea, flatulencia, hinchazón y dolor abdominal. El topiramato y la zonisamida actúan por un mecanismo desconocido y producen a veces parestesias (cambios sensoriales, como picazón y quemazón de la piel); alteraciones en el gusto, el primero; y somnolencia, mareos y náuseas, la segunda.

Los supresores del apetito tienen efectos secundarios, son poco confiables y producen sólo una reducción mínima o modesta del peso, y además sólo se pueden usar temporalmente.

El Fen-Fen era un medicamento para combatir la obesidad que se vendió por millones, siguiendo una campaña muy agresiva de *márketing* y luego, en 2004, se retiró del mercado por haber matado o dañado a mucha gente al destruir los pulmones o las válvulas del corazón. Wyeth, el fabricante, pagó millones de dólares en indemnización. Esto subraya la necesidad de ser precavido al tomar este tipo de medicamentos.

Contrave es una combinación de naltrexona y bupropión. Iocaserin y Qnexa, una combinación de fentermina (Fen-Fen sin la flenfuramina). Ensayos clínicos que se hicieron hace un año mostraron mejores resultados que el placebo, con un rango de pérdida de peso de entre el 5 y el 10 por ciento del peso corporal. Sin embargo, es prematuro saber lo que ocurrirá a la larga con estos medicamentos en términos de resultados y efectos secundarios.

Todos los tratamientos farmacológicos para la obesidad son elusivos, siempre temporarios y poco eficaces en el largo plazo.

La solución de la obesidad consiste en dieta racional, ejercicios físicos y manejo del estrés. Ésa es la base, combinada con apoyo psicológico y social e intervención profesional si se la necesita.

8

"Los suplementos dietéticos y otros productos similares pueden ayudar a bajar de peso, combatir el cáncer y la progresión de ciertas enfermedades crónicas". ¿De veras?

Los suplementos dietéticos a veces engañan y otras veces son letales. Conozco esta situación desde hace bastante tiempo, y vi una gran variedad de productos de América latina, Estados Unidos y Europa, los cuales contenían agentes químicos para inducir la pérdida de peso por medios artificiales y temporarios; algunos de estos productos contienen diuréticos y laxantes, que generan deshidratación y pérdida de electrolitos.

El 8 de octubre de 2009, en la edición del *New England Journal of Medicine* (NEJM), la más prestigiosa revista de investigación clínica de Estados Unidos, el doctor Pieter Cohen publicó un artículo: "La ruleta norteamericana: suplementos dietéticos contaminados." La contaminación provenía no sólo de bacterias, metales pesados y plantas tóxicas, sino también de otras sustancias, como el senna y la cáscara sagrada (laxantes), anfetaminas (supresores del apetito).

El doctor Cohen alertó sobre el hecho porque 114 millones de personas usan este tipo de suplementos dietéticos. Como éstos contienen ingredientes "naturales", se los considera seguros, y además están libres del escrutinio de agencias gubernamentales. Estos productos también son brindados a pacientes con diabetes, colesterol alto, insomnio, disfunción sexual, para mejorar el rendimiento físico y perder peso. En todos los casos son ineficaces, y en algunos, hasta peligrosos.

El FDA encontró que un estimulante (sibutramina) en algunos de estos suplementos estaba presente *tres veces más que la dosis recomendada*. Otras sustancias en estos compuestos son hierbas de venta libre, como el rimonabante y el fenproporex, las cuales en algunos casos inducen al suicidio. Otros ingredientes, como las benzodiacepinas (que se usan para la ansiedad y el pánico), tienen importantes efectos secundarios, como confusión, agresión, violencia y suicidio. Otros contienen antidepresivos, con la idea que levantar el ánimo disminuye el apetito; esto a la larga demostró ser ineficaz y contraproducente. Para ocultar la presencia de compuestos peligrosos, los fabricantes usan análogos que se crean modificando la estructura química del original, lo que hace difícil detectarlos.

La regulación y la participación activa para eliminar el uso de estos análogos no se lleva a cabo por aquellas instituciones que se supone deberían controlar la pureza de los medicamentos, y como resultado mucha gente se enferma o muere.

El mercado de los suplementos dietéticos no va a desaparecer pronto; por el contrario, aumentará, porque hay una gran avidez de encontrar sustancias simples, casi mágicas para curar enfermedades, sea para tratar la presión arterial elevada, condiciones de la próstata, cáncer, enfermedades crónicas y degenerativas, entre tantas otras.

Todo esto enturbia el área legítima del uso de sustancias naturales para prevenir, mejorar o curar ciertas afecciones.

Por ejemplo, la cúrcuma (su ingrediente es conocido como curcumina) es segura y una hierba saludable. Es una planta relacionada con el jengibre, que se puede encontrar en polvos de curri, quesos y mostazas. Se la llama también azafrán indio. En la medicina tradicional china y ayurvédica, se la ha usado para ayudar a la digestión, mejorar la función del hígado, tratar la artritis, regular el período menstrual y luchar contra el cáncer.

Varios científicos han llevado a cabo múltiples experimentos en ratas y en otros animales, induciendo o trasplantando tumores malignos, mostrando que en éstos detiene o revierte indiscutidamente la progresión del cáncer. Esto se demostró en diferentes cánceres, incluyendo de cerebro, colon, ovario, hígado, estómago, y también leucemia. Estos resultados por ahora se refieren a *animales de experimentación*, no a humanos, una distinción muy importante.

Richard Beliveau, en su laboratorio del Hospital Pediátrico Saint-Justine, en Montreal, les dio un cóctel de repollitos de Bruselas, brócoli, ajo, cebollino, cúrcuma, pimienta negra, arándano, pomelo y té verde a ratas inmunosuprimidas, y los resultados demostraron que éstas se movían con más agilidad, comían mejor y sus tumores crecían más despacio, en comparación con un grupo control.

En la India, el país más consumidor de cúrcuma, la población tiene menos incidencia de cáncer de colon, mama y pulmón que la de los países de Occidente. Todo esto sugiere que el curcumín tiene propiedades terapéuticas.

Pero leamos ahora lo que dice el NIH de los Estados Unidos en su sitio *web*:

> "Es poca la evidencia para aceptar que la curcumina sea usada en enfermedades, porque los estudios clínicos en humanos son escasos... Estudios preliminares en animales y en el laboratorio sugieren que un químico encontrado en la cúrcuma —llamado curcumina— podría tener propiedades antiinflamatorias y anticancerígenas, aunque esto todavía no se ha confirmado en seres humanos."

Entonces ¿qué hacer con estas dos conclusiones en conflicto? ¿Debemos consumir cúrcuma todos los días?

La respuesta honesta y sensata acerca de las propiedades terapéuticas del curcumín es que no sabemos; pero, como casi no tiene efectos secundarios, posee buen sabor y no es muy cara, la cúrcuma debería ser bienvenida como un agregado a nuestra dieta.

El arándano ha sido tradicionalmente recomendado para tratar infecciones del tracto urinario, y el ajo para tratar la presión arterial elevada, bajar el colesterol, retrasa el desarrollo de la arterioesclerosis y disminuir el riesgo de ciertos cánceres. De acuerdo con el NIH, estas aserciones no están comprobadas.

En sus investigaciones, los científicos han comunicado resultados diversos sobre el té verde, de propiedades antioxidantes, para proteger contra el cáncer, reducir el peso y bajar el colesterol.

Para ser más enfáticos: hay muchas especias que quizás tengan acción benéfica. Como son sabrosas, relativamente baratas y accesibles, y no tienen efectos secundarios, se las puede consumir; aunque la ciencia todavía no ha determinado cuál es su verdadero valor.

La efectividad de otras hierbas, como el Saw Palmetto (palma enana americana), que se vende por millones y se utiliza para reducir el tamaño de la próstata, nunca ha sido demostrada. Cuando el St. John Worth se puso a prueba para tratar la depresión moderada, se comprobó en dos estudios que no era mejor que el placebo. *Como éstas, hay miles de hierbas que hasta ahora no han demostrado utilidad por métodos científicos.*

Otras sustancias naturales tienen una interacción negativa con algunos medicamentos. Por ejemplo, *el aceite de pescado aumenta la potencia de la warfarina, un anticoagulante*, y de esta manera puede precipitar una hemorragia cerebral.

Una alternativa a las hierbas medicinales es comer frutas frescas y vegetales que tienen propiedades antiinflamatorias, aumentan la función del sistema inmunitario y limitan la proliferación de vasos sanguíneos (angiogénesis), que facilitan que los tumores crezcan y se expandan.

Para resumir: son muy deseables las hierbas contenidas en las comidas, el té o los líquidos, mientras que las que se venden en negocios especializados deben ser consumidas de manera selectiva porque son caras y, en su mayoría, ineficaces.

El Instituto Nacional de la Salud (NIH) y diversas organizaciones privadas de los Estados Unidos están desarrollando estudios para corroborar los beneficios de las hierbas y de los métodos complementarios para tratar enfermedades, porque hay una preocupación legítima acerca de los medicamentos, ya que éstos tienen efectos secundarios y a veces son letales. En el capítulo 7, se encuentra una explicación más amplia sobre medicamentos.

9

Los esteroides, las hormonas y las bebidas energizantes aumentan el rendimiento físico, pero...

Los atletas han tomado drogas ilegales para mejorar su capacidad física durante años. Hace poco, Marion Jones, la campeona olímpica, reconoció que había usado THG o tetrahydrogesterinona, un poderoso anabólico esteroide, durante los Juegos Olímpicos de Sidney, donde ganó tres medallas de oro y dos de bronce. Como resultado, el Comité Olímpico Internacional anuló los resultados de las carreras.

Hay medicaciones que aumentan la resistencia al esfuerzo; son efectivas para desarrollar masa muscular, mejorar las fuerzas y disminuir la fatiga y el dolor asociado al denuedo físico. Los médicos utilizan este tipo de medicación de forma legítima en casos de pubertad tardía, enfermedades debilitantes, como el cáncer o el sida, en chicos de poca estatura y para estimular el crecimiento óseo. En la dosis adecuada y bajo supervisión médica, son efectivas y se pueden evitar los efectos colaterales.

Se administran esteroides anabólicos modificados a ancianos, para contrarrestar el proceso de envejecimiento, en las dosis apropiadas y por corto tiempo. En el contexto arriba mencionado, su uso es permitido, pero en el deporte es ilegal, porque da una ventaja artificial; además, estos productos tienen serios efectos colaterales.

Como esas sustancias están prohibidas para el consumo al público, se trató de desarrollar una píldora o bebida inocua para mejorar la capacidad física y fuerza física. Nada de eso existe en la realidad. Sin embargo, en el mercado hay todo tipo de píldoras y bebidas que prometen mejorar las fuerzas, eliminar el cansancio y ayudar a las funciones fisiológicas. Como parte del *márketing*, también prometen mejorar el sistema inmunológico y la salud, metabolizar las grasas, dar energía extra, curar la fatiga, aumentar la agudeza mental y desintoxicar el cuerpo. *Esas afirmaciones son falsas.* Con el pretexto de la libertad de expresión y del libre comercio, los fabricantes venden la ilusión de que se puede conseguir vigor con poco esfuerzo, simplemente tomando sus productos. ¿Quién no quisiera aumentar su fortaleza física o energizar el cuerpo después de hacer ejercicio y sentirse fuerte y fresco con sólo tomar unos polvitos o tragar una píldora?

Estas bebidas que prometen aumentar la energía suelen contener cafeína, vitaminas, minerales y hierbas (como el guaraná, que también contiene cafeína). Con excepción de la cafeína en grandes dosis y las drogas ilícitas, ninguno de los otros componentes puede mejorar la energía. En dosis altas, la cafeína produce dolor de estómago, arritmias cardíacas e insomnio, y se la ha vinculado con la muerte súbita en atletas.

Gatorade es una bebida popular que fue introducida para mejorar la función atlética de los *Gators*, los jugadores del equipo de fútbol norteamericano de la Universidad de la

Florida; de ahí su nombre. Es una excelente fuente de agua y minerales que los atletas pierden por la piel durante los ejercicios forzados, y se la usa también para reponer agua y sales en casos de diarrea. Pero, de ahí a afirmar que además da energía sobrenatural, hay una gran diferencia.

Hay alrededor de ciento diez marcas de bebidas "deportivas" que hacen propaganda falsa y, a través de técnicas de *márketing*, crean falsas ilusiones, como champús que hacen crecer el pelo, cremas para la piel que hacen desaparecer las arrugas, y así tantas otras.

La quercetina es un flavonoide que se encuentra en la piel de la manzana, las frutillas, el vino tinto, algunos vegetales y el té negro, y que se ha demostrado que aumenta la fuerza física en... ratas. Por eso, las bebidas con este ingrediente prometen a los atletas aumentar su energía, Sin embargo, se comprobó que su eficacia es idéntica a la de los placebos. Además, algunos experimentos en ratas demostraron que en dosis alta podría ser cancerígena.

10

Lo que nos lleva a los placebos

En ciertas situaciones, el resultado de aplicar determinados tratamientos, tomar medicamentos o simplemente hacer cosas que creemos que nos pueden ayudar a sentirnos bien no se deben al efecto de una sustancia activa, sino al poder de la mente. La acción del placebo puede ser muy fuerte. Influye en la percepción del dolor, induce a la relajación muscular, disminuye el estrés, la depresión y la ansiedad, y aumenta la función y la resistencia físicas.

Los mecanismos neurofisiológicos del cerebro en los procesos del cuerpo son muy claros en algunas aéreas; por ejemplo, en la manera en que el organismo responde al daño físico. Lo hace poniendo en acción varios mecanismos defensivos y protectores; por ejemplo, aumentando la temperatura, sintiendo dolor e iniciando una respuesta inflamatoria en la zona afectada, tras lo cual sigue un proceso de reparación.

El resultado de un placebo es como una respuesta a una agresión al cuerpo, un efecto que se entiende mejor en el contexto de una respuesta evolutiva que lo protege a uno de la percepción de una lesión. Un ejemplo típico es cuando se toma un placebo para el dolor, que desencadena la percepción de que la molestia ha disminuido. A los placebos también se los llama "píldoras de azúcar", porque tradicionalmente se los administraba así, pero ahora vienen en diferentes formas.

Un médico, en cierto contexto, puede ayudar a un paciente con su sola presencia, lo cual se explica por la predisposición que el paciente tiene que lo van a ayudar. En esas circunstancias, el médico es la medicina.

El placebo ejerce su efecto por la liberación de opiodes endógenos, sustanciado por el hecho de que, si el paciente recibe naloxona, un antagonista opiodeo, el efecto placebo desaparece.

La forma, el gusto y el color del placebo tienen una importante correlación con el resultado que ejerce. Si la forma y el color de una píldora se parecen a otra que fue efectiva en el pasado, ésta evocará una respuesta positiva. Un placebo amargo ayuda mejor que uno dulzón, porque tradicionalmente las medicaciones tienen mal gusto. El nombre de lo que consumimos también tiene influencia. Nombres como "Impulso", "Inmunidad" y "Shock terapéutico" suenan como una gran promesa.

La respuesta positiva a un placebo no se debe interpretar como una indicación de que no hay enfermedad, ya que el placebo puede ayudar en condiciones orgánicas como la artritis, el cáncer y otras enfermedades.

El siguiente caso subraya lo precedente. Julie, una paciente a la que vi en consulta había sido diagnosticada previamente con colon irritable, una condición clínica difícil, que no tiene marcadores clínicos (pruebas de laboratorio, estudios de imágenes específicos u otros), en la que el diagnóstico se hace basado en las manifestaciones clínicas y descartando otras enfermedades orgánicas. Ella, como otros pacientes considerados funcionales, recibió una medicación inerte, para ver si ejercía un efecto placebo. Mejoró durante un corto tiempo, lo que parecía corroborar el diagnóstico, pero un año después continuó con la misma sintomatología. Nuestros estudios demostraron que padecía de enfermedad celíaca, una condición orgánica que, si no se trata, es muy severa y que se trata fácilmente con una dieta libre de gluten.

Estudios comparativos entre el reemplazo hormonal y los placebos para tratar la menopausia demostraron que la respuesta positiva era casi idéntica en los dos casos. Yo he visitado a un quiropráctico para aliviar mi dolor de espalda y, luego de la manipulación de mi columna vertebral, con todo el sonido de vertebras crujientes, me sentí mejor, pero no más que durante un día o dos.

La acupuntura, el yoga, la homeopatía, las hierbas, los remedios naturales, ciertas técnicas o instrumentos para mejorar el dolor, productos no medicamentosos para fortalecer el vigor sexual, curar el dolor de cabeza y los ejercicios espirituales, han sido objeto de numerosas investigaciones. Casi todas han fallado al momento de explicar el mecanismo por el cual ejercen el efecto benéfico, y la única razón que queda es la del efecto placebo, hasta tal punto que cuando se han hecho pruebas controladas no son estadísticamente superiores al placebo.

Lo antes dicho no debe invalidar o degradar el valor de los placebos, porque algunos ejercen una respuesta positiva sobre la mente que estimula reacciones fisiológicas beneficiosas, que es hasta mejor que la que se da con algunos medicamentos.

Esto explica por qué el ingerir cualquier sustancia inerte puede producir un efecto positivo cuando se cree que puede ejercer ciertas funciones, lo cual se demuestra constantemente durante ensayos científicos donde se comprara, por ejemplo, una droga con un grupo control al cual se le administra el placebo. Un ejemplo típico es el del Viagra para tratar la disfunción eréctil (impotencia sexual masculina), en el que, si bien la droga es muy efectiva, el placebo también lo es en un 40 a 60 por ciento de los casos. Esto es similar a lo que ocurre en otras situaciones clínicas y explica por qué los mercaderes deshonestos pueden vender cualquier elemento inactivo para tratar un sinnúmero de afecciones como la depresión, la artritis, problemas de próstata, síndrome posmenopáusico, fatiga física, entumecimiento muscular, para nombrar sólo unos pocos.

11

La necesidad de ser cauteloso cuando se interpretan datos científicos

El departamento de Biología del Boston College es una institución ejemplar, con algunos facultativos dedicados, entre otras cosas, a discernir el misterio de ciertas enfermedades a nivel celular. Investigan y enseñan genética, inmunología, neurociencias y biología celular. Un estudio publicado en 2007 por miembros de su plantel demostró que una restricción de calorías en la dieta es una alternativa efectiva para tratar tumores cerebrales malignos en la rata.

Implantaron tumores malignos a estos animales y los dividieron en dos grupos: unos recibieron una dieta restringida en calorías, y otros una dieta irrestricta, con alto contenido de azúcares. El primer grupo mostró una disminución significativa del crecimiento tumoral del 35 al 65 por ciento. Gracias a estos resultados se harán estudios en humanos. Este estudio ha abierto la puerta para evaluar si con una dieta especial se pueden curar o evitar tumores malignos.

A David Servan-Schreiber, como comentamos con anterioridad, se le extirpó un tumor del cerebro que luego recurrió, pero que pudo controlar con una dieta especial de frutas y vegetales por mucho tiempo, sin abandonar el tratamiento convencional. *Debe haber algo de verdad en la creencia que ciertos grupos de alimentos ayudan a mejoran algunas enfermedades. Las frutas y los vegetales tienen propiedades antioxidantes, pueden mejorar el sistema inmunitario, detener la proliferación de vasos sanguíneos (un requisito para el crecimiento tumoral) y neutralizar agentes cancerígenos.*

Es sensato aceptar que hay una buena manera de comer, que el pescado, las frutas y los vegetales son beneficiosos; y que hay una manera errónea de comer, que es cuando se ingieren en exceso grasas animales, carnes y comidas que contienen agentes químicos y aditivos artificiales.

Esto, de cualquier manera, está lejos de proclamar que la dieta por sí sola puede curar el cáncer.

12

Mentiras

La gente miente por ganancia material o para satisfacer alguna necesidad psicológica o emocional; las mentiras pueden no dañar pero, cuando se trata de cuestiones de salud, son peligrosas y pueden dañar o matar directa o indirectamente al demorar diagnósticos.

He aquí algunas instancias que, si bien son absurdas, no son infrecuentes; son tan burdas y obvias que no merecerían ser analizadas salvo porque, en algunos lugares y para algunas personas, se han convertido en credo y todavía las practican miles de adeptos en algunos círculos.

La doctora Johanna Budwig, una química alemana, se hizo famosa por una dieta que lleva su nombre y que consiste en queso blanco grumoso, aceite de lino, jugos vegetales y otros ingredientes, "que curan el cáncer de cerebro y previenen o curan otros tipos de cáncer". Ella escribió: "Las proteínas en aceite han mostrado un efecto sorprendente en tumores de cerebro... tumores que de manera visible los pacientes excretaban por la boca o por la nariz..."; sólo esto es suficiente para descalificarla. Cualquier persona informada puede darse cuenta de las falsas connotaciones de lo que afirma y, a pesar de eso, tiene miles de seguidores y su libro ha sido un *best seller* por muchos años. Hoy en día, todavía tiene una muchedumbre de devotos que siguen sus consejos y, a pesar de que la dieta en sí no es dañina, puede ser peligrosa cuando los pacientes abandonan el tratamiento convencional.

Otro ejemplo de una grosera mentira es el de preconizar ciertas dietas para tratar el melanoma, un cáncer de piel que es invariablemente fatal si no se trata. El melanoma tiene un período latente, sin manifestaciones, hasta que se presenta con toda su fuerza, y es durante el lapso sin síntomas cuando algunos pacientes creen que la dieta ha sido efectiva y demoran el tratamiento.

Los melanomas se tratan con un protocolo médico convencional. Primero se los extirpa y, si son superficiales, se sigue al paciente con consultas periódicas y se le aconseja evitar la exposición al sol. Si el melanoma está en un estadio avanzado, se lo trata con inmunoterapia, quimioterapia y/o radioterapia. Demorar el tratamiento es condenar al paciente a la muerte en forma prematura.

La dieta y la reducción de estrés aumentan la efectividad del tratamiento convencional, pero es necesario conocer sus limitaciones.

Médicos inescrupulosos muchas veces administran quimio-terapia o radioterapia en casos terminales por un beneficio económico, con la excusa de ofrecer alguna esperanza, sabiendo muy bien que nada puede prevenir un resultado fatal. He visto a muchos pacientes con cáncer terminal de páncreas, colon, hígado u otros tratados con potentes drogas –que les producen horribles efectos secundarios– a quienes la quimio-terapia lo único que hizo fue aumentarles el sufrimiento. Esos médicos se basan en estudios científicos donde se compara agentes quimioterapéuticos con placebos y donde se demuestra que los primero pueden prologar la sobrevivencia por varios meses. Lo que no justifica socavar la calidad de la poca vida que le queda al paciente.

Éstas son otras mentiras:

- *Baya Acai* (Acai Berry)

El que la pulpa de esta fruta baja el colesterol, reduce el peso corporal, aumenta la energía física, disminuye el proceso de envejecimiento, reduce la incidencia de enfermedades del corazón y el riesgo de cáncer es parte de una fantasía. Es un suplemento popular porque es una buena fuente de antioxidantes, fibra y grasas no saturadas pero está lejos de ser una cura milagrosa.

- *Los laxantes ayudan a perder peso*

A algunos suplementos para adelgazar se les agregan en forma oculta laxantes, lo que hace disminuir el peso al perder líquidos y electrolitos, algo que es nocivo para el cuerpo. Otros suplementos contienen diuréticos y anfetaminas, un cóctel peligroso que puede llevar a consecuencias irreparables.

- *La dieta de limones, la sopa de repollo, la dieta de la mañana con bananas y la dieta de los pomelos*

Esta obsesión con ciertas comidas no tiene validez científica: la sopa de repollo puede hacer que se pierda peso porque es restrictiva en calorías, pero como es rica en sal y pobre en proteínas, su uso prolongado es inaceptable; la dieta del pomelo fue muy popular en los años treinta y todavía se usa porque aducen que quema grasa, pero, como con las otras, es más bien la restricción calórica lo que hace reducir de peso. Algunos adherentes afirman que éstas limpian impurezas del cuerpo. Los que proponen la dieta de las bananas dicen que la fibra que contiene arrastra calorías antes de su absorción. En un tiempo, en Japón, esta dieta fue tan popular que provocó escasez de esta fruta en los mercados.

La restricción de calorías es peligrosa cuando limita la ingestión de nutrientes esenciales como proteínas, minerales y vitaminas.

En resumen

Lo referido más arriba es una minúscula lista de las decepciones que son parte de nuestro universo y que, o no han servido para nada o han sido perniciosas y hasta letales.

Las comidas procesadas contienen mucha sal, grasas, agentes químicos y conservantes, que amenazan la homeostasis del cuerpo humano. Uno debe ser muy precavido a la hora de reemplazar la comida por fórmulas que están concebidas de manera errónea.

Usamos medicamentos con exageración, estamos expuestos a la polución del aire, a errores médicos, tomamos toxinas en el agua, respiramos gases de vehículos; a veces nos sometemos a cirugías innecesarias, fumamos o ingerimos drogas de recreación, tomamos alcohol en exceso, usamos teléfonos celulares mientras manejamos, no usamos los cinturones de seguridad, manejamos autos defectuosos y usamos artefactos poco confiables; todo esto es fuente de lesiones, enfermedad o muerte, lo cual explica por qué, a pesar de los avances de la ciencia y la tecnología, ciertas enfermedades no desaparecen y otras aumentan en incidencia.

En el último capítulo de este libro, efectúo una propuesta acerca de qué hacer para evitar los elementos nocivos que nos rodean.

Vivimos la vida como si nada nos fuera a pasar, hasta el día en que algo ocurre, y la primera pregunta que nos hacemos es: "¿Por qué yo?" A veces, tenemos una respuesta.

Cuando tuve un paro cardíaco a los cincuenta y seis años, quise saber el porqué. Yo estaba en aparentes buenas condiciones físicas, y mis análisis clínicos previos al incidente, incluso el colesterol, eran normales. Atribuí el ataque a una fuerte historia familiar de enfermedades cardiovasculares, la cual es un factor determinante pero incierto, salvo que uno pueda detectar un factor genético u otros marcadores. Explorando más a fondo, llegué a la conclusión de que una amenaza de una paciente de hacerme un juicio por mala praxis, sin fundamento –que nunca se materializó– me tuvo en una situación de estrés incontrolable, situación que barrí debajo de la alfombra para ignorarla y poder así seguir con mis actividades cotidianas.

Estoy convencido de que, si hubiese afrontado la circunstancia por la que pasaba, podría haber evitado el ataque. La angiografía demostró que la arteria coronaria circunfleja izquierda estrecha había sido el factor que inició el evento, pero fue el persistente vasoespasmo a ese nivel lo que produjo la oclusión.

Alex tenía cincuenta y cinco años cuando contrajo mieloma múltiple, una enfermedad hematológica invariablemente fatal. Estaba casado, tenía tres hijos, estaba siempre de buen humor, tenía una personalidad agradable, era conocido entre sus amigos por contar historias interesantes, no tomaba medicamentos, y, un año antes, el chequeo médico había sido normal. Cuando se enfermó, hizo la pregunta: "¿Por qué yo?"; y traté de darle una respuesta...

Alex tenía un buen trabajo, vivía feliz con su familia, no tenía estrés aparente, su peso era normal, no fumaba y su dieta era la típica de los Estados Unidos. Cuanto más sabía de su rutina diaria, su historia familiar, su personalidad y otros aspectos, menos le podía ofrecer una explicación adecuada. No tenía ningún factor de riesgo, y decirle "estas cosas pasan" era inaceptable. Él era uno más del 40 por ciento de individuos que adquieren cáncer en algún momento de su vida y se hacen la misma pregunta, y a los que los médicos no sabemos darles una respuesta.

¿Es algo que bebemos o comemos, es el bisfenol A (BPA) o el falato, ciertos productos químicos que están presentes en plásticos blandos y en latas y otros envases; los residuos de los fertilizantes presentes en las comidas, o quizás los altos niveles de radón (una fuente de radiación que es cancerígena) presentes en los hogares; la contaminación del aire por la emisión de gases de los automóviles, una bacteria o un virus; la radiación por el uso excesivo de rayos-X y de escaneos computarizados; los compuestos químicos usados en materiales de construcción o el triclosán (un agente bacteriano presente en jabones y desodorantes), algunos de los responsables de generar cáncer?

Con toda la información que tenemos, es sensato creer en la teoría de que lo que enferma es la influencia de uno o la conjunción de más de un agente externos en un individuo susceptible. Hay esperanzas de que, si tomásemos un rol más activo al momento de cambiar todo esto, podríamos evitar las enfermedades.

Por un lado, dejar de fumar o tomar drogas, evitar las infecciones, la luz ionizada o ultravioleta y la exposición a la radiación; por el otro, comer una dieta rica en fibra y antioxidantes es esencial para mantener una buena salud. Si a esto agregamos el hacer ejercicios en forma rutinaria, evitar el estrés y conocer los antecedentes genéticos y familiares, se podrá sin duda añadir años y calidad a nuestra vida.

Empeño que es simple y complicado a la vez.

Capítulo 4

NUTRICIÓN
COROLARIO

Comer es una necesidad, pero comer inteligentemente es un arte. "

La Rochefoucauld

1

¿De qué manera se podría llegar a adquirir un excelente estado de salud al leer este libro?

Usted, al decidir leer este libro, lo debe de haber hecho por razones loables. Quizás por curiosidad intelectual, al fin y al cabo es interesante aprender o refrescar los conocimientos sobre nutrición y todos los aspectos relacionados con el bienestar físico y espiritual.

Otra razón podría ser para entretenerse, ya que las historias personales que se cuentan aquí son interesantes, algunas infrecuentes, raras y fascinantes.

Si usted goza de buena salud, quizás decidió leerlo para discriminar lo bueno de lo malo, con respecto a lo que está haciendo, para sentirse sano y fuerte.

Finalmente, y sospecho que en esta tesitura están la mayoría de los lectores, tal vez fue porque tiene un problema de salud, quizás obesidad, una enfermedad degenerativa o cáncer; y sobre todo, porque tiene la intención de hacer lo correcto para vivir durante mucho tiempo y en el mejor estado físico posible. O quizás porque ha llegado a sus cincuenta o sesenta años, décadas de su vida en las que uno se comienza a plantear qué hacer para aumentar el bienestar físico y espiritual y su supervivencia.

La cuestión es: ¿cuánto puede ayudarle a modificar su estilo de vida la lectura de este libro? La respuesta es "mucho"; sobre todo, si se presta atención a las áreas que analizamos con énfasis en lo que se refiere al comer de manera excesiva. El conocimiento le dará la ventaja de poder ejercitar su voluntad y cambiar el curso de algo que es aciago y ominoso.

La dificultad es que la información sola no basta para cambiar los patrones de conducta, lo cual también es cierto en otra larga serie de esferas. Por ejemplo, adictos a las drogas, alcohólicos y obesos que conocen las estadísticas de morbilidad y mortalidad asociadas a estas condiciones pocas veces logran dejar la droga, el alcohol o las cantidades excesivas de comida. Sermones, amenazas, clases de instrucción, seminarios, psicoterapia o la lectura de libros como éste no suelen ser de mucha ayuda al digno propósito de querer estar bien.

El poder imponerse una disciplina que ayude a hacer lo que es bueno para uno (o para los demás) es difícil y es un reflejo del carácter y la fibra moral de cada persona. No sólo en relación con las adicciones mencionadas más arriba, sino en muchos otros firmamentos. Cómo se explica, si no, que en Estados Unidos individuos inteligentes, sensatos, que dirigen los destinos del país, como senadores o diputados, hayan sido descubiertos in fraganti con prostitutas, teniendo sexo en lugares públicos o mostrándose desnudos por internet. Cómo se explica que millonarios como Bernie Madoff cometan actos criminales por el ansia de hacer dinero, cuando ya tenían decenas de millones de dólares.

El conflicto entre el consciente y el subconsciente es el que determina nuestra conducta. Este nudo gordiano ha sido tema de discusión de filósofos y sociólogos desde siempre; sobre todo, en relación con la codicia, la cual es una especie de glotonería que podemos homologar al comer o tomar en exceso.

Si usted lee este libro cuando no tiene hambre, podrá sin duda decidir que "mañana empieza la dieta" y después sucumbirá cuando se le despierte el apetito, porque prevalecerán las fuerzas no de la razón, sino las de sus impulsos. De manera tal que hay que darse cuenta de que proclamar algo no hará que cambie su conducta; lo que uno tiene que cambiar viene de adentro, hay que mover la aguja del subconsciente al preconsciente y luego una vuelta más hacia el consciente, que es donde uno puede en verdad tomar las riendas y efectuar cambios.

2

Lo que comemos es la base de nuestra salud

Una simplísima pero válida analogía es considerar los nutrientes como los materiales que se utilizan para construir una casa: si son defectuosos, las fallas se notarán con los años, y la casa no podrá soportar los efectos de un terremoto, una inundación, los rigores del clima, un ataque de termitas y la corrosión del tiempo. La situación paralela es que, si las células, los tejidos o los órganos de nuestro cuerpo no están en buenas condiciones, no estaremos en condiciones de mantenernos en forma o seremos mermados por agentes externos, no podremos luchar contra las infecciones, tendremos el sistema inmunitario comprometido y nos enfermaremos. De la misma manera en que la tubería de una casa se oxida y se tapa por la exposición a elementos cáusticos y a ácidos, las arterias – nuestra tubería metafórica– se volverán duras por el exceso de colesterol en nuestra sangre y por efecto de la calcificación.

La lista de los nutrientes nocivos es corta: mucha sal, mucha grasa y mucha azúcar. Es tan simple que es asombroso que todavía estemos en un atolladero en relación con nuestra salud. Vivimos en una sociedad libre, en la que todo vale. *La comida es accesible y a precios razonables; su disponibilidad, abundancia, gusto y el adoctrinamiento de parte de la industria de los alimentos dictan qué y cuánto comemos.*

Los alimentos procesados son malos por su contenido; son los agresores silenciosos los que con el tiempo nos enferman. La industria alimentaria ha reemplazado, con sus dominantes e implacables acciones, los ingredientes naturales, orgánicos y puros por ingredientes insalubres o agregados químicos y conservantes, que son, a la larga, nocivos.

Por el deseo de estar en forma, estamos expuestos a los mercaderes de esperanzas, que nos venden los libros de última moda, supresores del apetito y demás parafernalia, y nosotros caemos en la trampa porque es un camino fácil −aunque falso− para perder peso.

En los capítulos anteriores hemos puesto al descubierto las prácticas retorcidas, engañosas y poco confiables de algunos, y además las dificultades que debemos enfrentar para tener una buena salud.

Después de haber leído los capítulos previos, alguno de ustedes se preguntará si estoy exponiendo algún tipo de conspiración dirigida a enfermarnos. Ustedes van a hacerse la misma pregunta luego de leer los capítulos sobre la conducta de algunos médicos y el de la industria farmacéutica. Por lo tanto, es pertinente que ahora aclare cuál es el propósito de este libro.

Yo no creo que un grupo de gente se haya nucleado con el propósito secreto de cometer actos ilegales y enfermarnos, pero estoy convencido de que, en el proceso de comercialización, las industrias han sucumbido a la tentación de hacer dinero fácil, sin tener en cuenta nuestro bienestar. La historia de las compañías de tabaco ilustra con claridad cómo han mermado las prácticas honestas en pos de proteger las ganancias de las corporaciones. Cuando, luego de varios siglos, se comprobó que la nicotina era adictiva y un peligro para la salud, las tabacaleras negaron que así fuese y sólo aceptaron la realidad cuando se tomaron acciones legales en su contra.

La inmoralidad de vender un producto que causa cáncer, enfermedades cardiovasculares y respiratorias es tan obvia que no merece discusión y, de alguna manera, es similar a la falta de ética, que nunca ha sido castigada, de los bancos y las compañías de *Wall Street* que casi llevó el mundo al colapso financiero y afectó el bienestar de millones de personas desde el 2008 hasta ahora; y todo hecho con instrumentos legales que disfrazaron las artimañas financieras. A veces, se descubre a las corporaciones cuando realizan transacciones fraudulentas; por ello, pagan penalidades en el fuero civil, que son en general una porción insignificante comparada a sus ganancias. Hacen millones y pagan millones en multas. Caso resuelto.

He expuesto prácticas enrevesadas, y estos conocimientos son los instrumentos que usted debe usar para evitar enfermarse. Lo descripto es el paisaje externo; ahora es tiempo de preguntarse cómo lo afecta esto a uno de manera interna.

Es probable que se hayan complacido al leer las historias personales en este libro y quizás llegaran a identificarse con algunas, porque ustedes mismos, o alguien que conocen, pueden haber vivido experiencias semejantes. Si eso es todo, no he logrado mi propósito, porque lo que quiero es que sientan ira y quieran movilizarse para hacer lo que deben hacer: dejar de patrocinar a aquellos que en forma lenta e incesante merman nuestra salud.

Como la vida es un cúmulo de decisiones, es tiempo entonces de trazar un plan para comer lo que es apropiado para conservarnos saludables, fuertes y vigorosos. Nuestro bienestar empieza con lo que comemos. Una tarea simple, pero difícil; es increíble que estemos en un estado de cosas en el que el 66% de la gente en Estados Unidos y muchos otros países tiene sobrepeso y que lo que comemos nos enferma.

El conocimiento trae aparejada una responsabilidad. Ahora que conocemos los hechos y hemos desentrañado las mentiras, es hora de caminar por el sendero que nos llevará a la buena salud.

El primer paso es trazar una estrategia para estar seguros de que nuestros huesos, el corazón, los músculos y el resto de nuestra infraestructura se mantengan en forma; eso nos dará la seguridad de que las funciones de nuestro cuerpo no se verán comprometidas. Los diferentes sistemas del cuerpo humano responden a la agresión de manera variable, desde el desarrollo de un proceso inflamatorio, que es en general reversible, hasta un proceso degenerativo y cáncer. Por ejemplo, y para ser más gráfico: la grasa excesiva en el torrente sanguíneo, y que sobrepasa la capacidad del metabolismo, se deposita en las arterias y produce una disfunción cerebral o cardiovascular.

Otros órganos también pueden fallar: el cáncer de próstata puede aparecer por comer mucha grasa, demasiada sal produce hipertensión arterial, la falta de calcio lleva a la osteoporosis. En otras palabras, la calidad y la cantidad de los nutrientes que digerimos son la base de un cuerpo sano y vigoroso.

El siguiente es un plan sensato para consolidar nuestro bienestar

El primer paso es conocer nuestro Índice de Masa Corporal (IMC), que es una medida de nuestro peso en relación con nuestra altura, como ya explicamos:

Bajo peso: IMC debajo de 18,5.
Peso normal: IMC de 18,5 a 24,9.
Sobrepeso: IMC de 25,0 a 29,9.

Obesidad: IMC de 30 a 40.

Obesidad mórbida: IMC de más de 40.

Bajo IMC, obesidad y obesidad mórbida son, sin discusión, condiciones patológicas y requieren intervención médica inmediata.

Por supuesto, no es el peso el único factor que produce enfermedades. Hay agentes externos, errores congénitos del metabolismo, alteraciones genéticas, predisposición familiar, falta de inmunidad y bajas defensas que precipitan enfermedades...; pero, en todas esas circunstancias, el exceso de peso lo hace a uno más vulnerable. Aquellos que están en buen estado de nutrición y en buena forma física previenen y combaten las enfermedades mucho mejor.

Un chequeo médico basal es imprescindible ya sea que uno tenga síntomas o no. Para aquellos sin síntomas, la recomendación es que realicen una consulta con un médico clínico una vez por año. Si todo es normal, eso será un aliciente más para adherir a una dieta sana.

Aunque el examen físico fuese normal, el sobrepeso en sí ya es un factor de riesgo importante, y deberá perder kilos para evitar el daño a su organismo en el futuro.

Además de saber su índice de masa corporal, es importante conocer la circunferencia abdominal, porque una dimensión aumentada es un elemento a tener en cuenta, ya que predispone a enfermedad cardíaca, hipertensión y diabetes. Rara vez, los médicos miden la cintura de los pacientes, cosa que requiere nada más que una cinta métrica.

3

Establezca su objetivo

Si su estado físico es normal, su propósito debe ser mantenerse en forma y saludable, comiendo lo adecuado, en cantidad y calidad, y haciendo ejercicios de manera periódica.

Si usted es una persona de huesos grandes y tiene sólo un poco de sobrepeso, tiene hábitos alimentarios normales, ejercita regularmente y se siente bien con usted mismo, no tiene por qué bajar de peso, siempre y cuando no padezca de condiciones asociadas a la obesidad. Eso hará que no se embarque en una dieta para perder peso, que suele causar ansiedad y excesiva preocupación. Sin embargo, es importante hacerse chequeos periódicos para detectar cualquier enfermedad en forma temprana. El estar satisfecho con su salud le da a uno confianza, optimismo y lo valoriza como persona.

Si es obeso u obeso mórbido, tiene que trabajar para mover la aguja de la balanza hacia abajo, aunque no tuviese síntomas o problemas médicos visibles.

La negación es una amenaza para la vida. El obeso de hoy es el enfermo de mañana.

Una vez que se han delineado los propósitos, es hora de establecer plazos. Las dietas drásticas son indeseables porque al poco tiempo uno abandona el esfuerzo y terminan en fracaso; y, por el contrario, perder peso de a poco crea un hábito, una manera de comer y una propuesta que tiene una mejor posibilidad de convertirse en una costumbre permanente. El acto de comer se tiene que hacer en un contexto en el que la culpa o la vergüenza no tengan cabida.

Como ya hemos visto, hay una serie de circunstancias que actúan como barreras a sus buenas intenciones. La tentación de comer comidas hipercalóricas, sabrosas pero nocivas es enorme. En capítulos previos identificamos al enemigo. Es hora de pelear. Esto no es una metáfora.

Mucha comida daña lentamente; el detrimento es acumulativo, y las consecuencias se evidencian a lo largo del tiempo.

Y no se engañe pensado que porque hace ejercicio puede obviar comer en forma sensata o viceversa. El camino hacia la buena salud no admite equivocaciones.

4

Revise su arsenal

Antes de comenzar una dieta, entendiendo que es una tarea ardua y difícil, se deben revisar los instrumentos que uno tiene para llevar adelante esa lucha.

Usted puede decidir que la puede emprender solo o, por el contrario, con un grupo de personas con su mismo problema o quizás buscar ayuda profesional.

Un grupo de apoyo puede proveer la ayuda psicológica necesaria. Compartir historias y experiencias con otros, puede estimularlo a uno a repetir lo que otros hacen o han hecho. Una organización de pacientes obesos es similar a otros grupos de adictos, como al alcohol o a las drogas, en donde juntarse lo ayuda a uno a identificarse con los demás y a entender que no es el único en ese predicamento.

Todo el hogar debe formar parte del proceso cuando uno de sus miembros necesita perder peso, ya que la tarea requiere un esfuerzo de equipo. Para el afectado, es fácil sucumbir a la tentación de un refrigerador o una alacena llena de productos tentadores, como helados, galletitas, masas, dulces, caramelos, chocolates, manteca y leche entera, sólo para nombrar unos pocos. La manera de salir de esta encrucijada es que entre todos decidan cuáles son los alimentos permitidos y cuáles, no. Por ejemplo, el chocolate podría estar permitido ya que tiene propiedades antioxidantes y es además sabroso, siempre y cuando el consumo se limite a una cantidad determinada. El vino tinto, bebido con moderación, es aceptable. Los vegetales y las frutas siempre deben estar a mano para saciar el apetito. Se deben evitar los azúcares refinados, y los alimentos con grasas saturadas hay que descartarlos.

Revise su rutina. No vaya a restaurantes en los que se sirven comidas abundantes, llenas de calorías. Un plato de nachos contiene 900 calorías; un cucurucho de helado, entre 600 y 900; y una porción de torta de chocolate, 600, sólo estos tres completan los requerimientos calóricos de todo un día y, además, contienen calorías sin valor nutritivo.

Antes de emprender esta cruzada, esté preparado para una guerra difícil; a veces querrá abandonar la lucha, encontrará excusas, invocará el estrés, el estar muy ocupado o en lugares en donde es muy difícil obtener alimentos sanos o en reuniones sociales en las que la comida es abundante. Su cometido debe prevalecer por sobre las excusas.

Para vencer el cálculo de probabilidades de bajar peso en forma permanente, debe trazarse propósitos sensatos, prácticos y ajustar sus expectativas a la realidad. De esa manera, podrá ganar la guerra a la obesidad. Se puede comer a veces una comida hipercalórica, pero dentro de ciertos límites. Coma despacio y habrá de saborear lo que come mejor que si lo tragase de golpe. Hoy es su cumpleaños, y si quiere comer lomo, hágalo; pero saque la grasa y deje algo en el plato, además de evitar otros platos hipercalóricos. Si está en un restaurante, no haga desaparecer el pan de la panera antes de que le traigan el plato principal. Dos pedazos de pan con mantequilla proveen

500 calorías extra e innecesarias. No tome supresores del apetito, no compre libros de dieta que prometen soluciones fáciles. La hipnosis rara vez ayuda. Es usted quien debe estar en control del cometido, y no otros.

5

Plan de guerra

Comer lo que es adecuado y evitar lo malo es tan simple que parece increíble que todavía estemos en esta encrucijada. Se necesita una transformación cultural para conseguir modificar nuestro estilo de vida.

La inadecuada manufactura de alimentos por parte de la industria alimentaria, los lugares de comida rápida, las nuevas técnicas artificiales de la agricultura y la falta de información contribuyen a perpetuar nuestros malos hábitos. Estábamos mejor cuando la leche provenía directamente de la vaca y se producía en pequeñas granjas.

Éstas son las recomendaciones:

Regla 1:
   Evite alimentos procesados.

Regla 2:
   Evite comidas saladas, comidas grasas y grasas saturadas.

Regla 3:
   Coma tres veces por día, incluyendo frutas y vegetales.

Regla 4:
   Coma despacio, mastique bien (el proceso digestivo comienza en la boca).

Regla 5:

Puede beber una cantidad moderada de vino tinto, una cerveza o licor de vez en cuando.

Regla 6:

Use aceite de canola u oliva y grasas no saturadas.

Regla 7:

Evite bebidas sin alcohol como las gaseosas; no tienen valor nutritivo y están llenas de azúcares que engordan.

Regla 8:

Consuma poca cantidad de azúcares refinados como los que se encuentran en tortas, pastas, pan blanco y papas porque no tienen valor nutritivo.

Regla 9:

Coma porciones pequeñas.

Regla 10:

Cocine su propia comida; ser el chef de su hogar le dará placer.

Regla 11:

Los animales son sus enemigos, las frutas y los vegetales son sus amigos (en la cocina, por supuesto).

Regla 12:

Cambiar el hábito de comer es un propósito que lleva tiempo; las soluciones rápidas no funcionan.

Regla 13:

Varíe los ingredientes, es la clave del éxito.

Regla 14:

Coma cuando tenga hambre, no cuando esté deprimido, aburrido o enojado.

Regla 15:

La dieta ideal debe contener proteínas, carbohidratos, grasas en cantidades variables, minerales, vitaminas y fibra.

Regla 16:

Una dieta saludable es fácil de definir y consiste en comer frutas, legumbres y vegetales, granos y nueces o similares y productos lácteos. Ésa debe ser la base, a la cual se le puede agregar poca carne vacuna, aves, huevos y margarinas de aceites naturales, así como pescado fresco no contaminado con mercurio.

Estas 16 reglas y lo que sigue le asegurarán un bienestar físico, libre de enfermedades, dentro de lo plausible.

Los alimentos deben ser orgánicos, naturales, sin procesar y sin aditivos o productos químicos. Hay que comer comida de estación. Los productos locales, que crecen en lugares cercanos o en nuestro propio jardín, son mejores que los que vienen de largas distancias. Requiere tiempo saber dónde y qué comprar, pero a la larga es divertido. Hay que encontrar ferias y lugares de comida especializados. Hay cierta fraternidad entre la gente que acude a estos mercados, porque tienen un propósito en común.

Sospeche de frutas o vegetales sin aroma, porque en general han sido tratados con productos químicos o son productos de ingeniería genética. No se engañe con las etiquetas de los envases; algo reducido en grasas no es necesariamente saludable, porque los ingredientes pueden tener poco valor nutritivo.

Los antioxidantes están presentes en diferentes alimentos y son muy deseables porque tienen propiedades antiinflamatorias, pueden retardar los procesos degenerativos. Al disminuir la oxidación se puede reducir –aunque no eliminar– el riesgo de cáncer, retardar la aparición del Alzheimer y proteger el sistema cardiovascular. Estamos empezando a entender el valor de los antioxidantes, que afectarían la salud a través de una interacción gen-nutriente.

La variedad en las comidas hace más fácil seguir un régimen, porque comer siempre lo mismo es aburrido y lleva al fracaso.

Las consideraciones sociales, culturales y económicas son importantes al momento de ajustarse a un plan de dieta.

Cuando me mudé a los Estados Unidos, en 1975, visitaba a mi madre en Buenos Aires dos veces por año. Ella siempre preparaba una comilona para compartir con mis hermanos, como en los buenos viejos tiempos. Puchero (un guiso de pollo, papas, zanahorias, repollo, calabaza y choclo, aderezado con gran cantidad de aceite y mucha sal, por supuesto), milanesa con papas fritas y *blintzes* de queso eran algunas de las comidas que mamá nos servía. Ella nunca aceptaba una excusa si dejábamos algo en el plato. Y eso estaba bien, ya que la visita era sólo por unos pocos días y uno no debe obsesionarse por lo que come. Mi madre estaba feliz; y nosotros, satisfechos física y emocionalmente.

El pescado con alto contenido de aceite omega es una adición valiosa a la dieta, siempre y cuando no esté contaminado con productos químicos nocivos. El salmón, la trucha y el arenque son ricos en proteínas de alta calidad.

Freír por inmersión es una forma de cocinar muy poco saludable; el pollo frito es muy sabroso pero contiene grasas saturadas, lo cual lo hace insalubre.

Hay que ajustar las calorías a los requerimientos individuales. Aunque lo normal es ingerir 2.000 calorías por día, alguien que efectúa mucha actividad física tendrá que consumir más que una persona sedentaria.

Para enfatizar, a riesgo de ser repetitivo: la opinión científica es que la dieta con alto contenido de frutas, legumbres y vegetales y con una cantidad moderada de fibra, cereales y granos reduce o previene la incidencia de enfermedades crónicas y, aunque la evidencia no es ciento por ciento concluyente, la aceptación general es que estos nutrientes ayudan a mantenerse sano y prevenir enfermedades.

Lea las 16 reglas delineadas más arriba una y otra vez, hasta que se conviertan en un hábito natural y cotidiano.

Una nota final sobre nutrición

Las dietas son difíciles de seguir. Comer bien es una inversión a largo plazo para tener una buena salud. Siga principios simples; evite soluciones mágicas, porque no existen. No busque tomar el camino más fácil, porque va a estar perdiendo tiempo y dinero. Desconfíe de aquellos que le ofrecen la "última dieta que va a necesitar". Cuídese de los estafadores y las corporaciones inescrupulosas, que están más interesados en su dinero que en su salud. Esté alerta a los obstáculos que encontrará en la búsqueda de su bienestar.

La comida orgánica y natural, sin procesar o refinar, sin grasa y con poca sal, es parte de la dieta ideal. Vuelva a la página en la que damos la composición del panecillo de Burger King y entenderá el porqué.

Si, a pesar de sus buenas intenciones, no puede adelgazar, busque ayuda. Tanto los asistentes sociales, en Estados Unidos, como los nutricionistas, los médicos, los centros de control de peso, las clínicas y otros están ahí para asistirlo.

Nutrisystem, *Weight Watchers*, *The Zone* —en Estados Unidos— y otras organizaciones similares —en otros países— proveen comidas equilibradas y reducidas en calorías.

Hay medidas más drásticas en el firmamento de la pérdida de peso, como es la cirugía bariátrica. En general, estos procedimientos se efectúan por laparoscopia y ayudan a mejorar o eliminar la diabetes, la hipertensión y otras enfermedades. Se recomienda para individuos con un IMC de más de cuarenta que no han tenido éxito con el tratamiento convencional y tienen otras enfermedades asociadas. Cerca del 20 por ciento de los pacientes sometidos a este tipo de operaciones puede tener complicaciones posquirúrgicas, pero la mortalidad es mínima si la operación la efectúan cirujanos diestros, en centros especializados.

Un estudio longitudinal publicado en 2009, en el NEJM, dio como resultado una mortalidad del 0,3 por ciento, lo que contradice un estudio de David Arteburn publicado en 2009, en los *Archives of Surgery*, que dio como resultado una mortalidad del 6,3 por ciento en un grupo de 856 individuos, de cincuenta y cuatro años de edad promedio, seguidos durante un largo plazo.

La operación no está exenta de complicaciones mórbidas e incluso, la muerte; por lo tanto, debe usarse solamente cuando todos los métodos no invasivos han fallado y, sobre todo, cuando las condiciones asociadas a la obesidad son más peligrosas que la operación en sí misma.

Sólo el 5 por ciento de las personas que inician una dieta de adelgazamiento es capaz de mantener su nuevo peso. Más allá de la dieta o del programa para adelgazar, la clave es la persistencia. Hay aspectos biológicos, culturales, psicológicos, sociales y físicos que desencadenan la obesidad, como explicábamos; y a menos que ataquemos esos aspectos, no se podrá reducir el peso de manera sensata.

La única manera de perder peso y mantenerlo es cambiar la actitud y la manera de pensar el problema. En los primeros cuatro capítulos, mencionamos una y otra vez lo que constituye una comida saludable. *Pero ¡nada está prohibido!* Pasta, papas, pan blanco y otros almidones tienen poco valor nutritivo, lo mismo que carnes y otros productos animales, de manera tal que hay que comerlos sólo de vez en cuando.

Usted ya sabe que hay azúcares buenos y azúcares malos, que las grasas saturadas son perniciosas, que las frutas y los vegetales con mucho color son maravillosos, que los panes de grano entero son excelentes, que la avena y los frijoles contienen proteínas de buena calidad y que otros vegetales ricos en proteínas como el repollito de Bruselas, las lentejas, el *cous cous* y las almendras pueden sustituir las carnes.

Así que ya está listo para comer bien, sin culpa ni ansiedad, aunque muy de vez en cuando coma lo indebido. Sea creativo, combine lo que es bueno para hacerlo aceptable y sabroso. No necesita libros de dietas sino libros o lecciones de cocina, que son divertidos y nos inspiran a cocinar y a comer bien.

En los capítulos siguientes, se analizan otros aspectos que influyen en nuestro bienestar.

CAPÍTULO 5

LA IMPORTANCIA DE ESTAR EN BUENA FORMA
Fueron tiempos mejores; fueron tiempos peores...

1

El entrenamiento físico

"Estar en buen estado físico no es sólo una de las claves más importantes para tener una buena salud corporal: es la base de una actividad intelectual dinámica y creativa."

John F. Kennedy

Combinar el comer bien con ejercicios físicos realizados en forma sensata y juiciosa son los dos pilares de la salud para lograr fuerza y vigor. El entrenamiento físico mejora la función del corazón y los pulmones, agrega flexibilidad al cuerpo y aumenta las fuerzas.

Condiciones metabólicas como la diabetes se pueden revertir a veces sólo con dieta y ejercicios. La hipertensión se puede controlar sin medicación, el avance de la osteoporosis se puede detener y, en términos generales, se puede mejorar la calidad de vida.

De niño, en Buenos Aires, donde me crié, sólo teníamos una hora de ejercicios físicos por semana en la escuela. No teníamos actividades deportivas programadas. Jugaba al fútbol en el barrio, pero era tan malo que casi nunca me invitaban de nuevo. Mi madre no tenía mucho conocimiento acerca de la importancia del deporte y de la actividad física, y, como resultado, mi peso era tal que durante mucho tiempo me llamaron

"Gordito". Estar en buen estado físico no era una preocupación común.

Sólo padres con cierto nivel de sofisticación alentaban a sus hijos a hacer ejercicios en forma regular. Los deportes eran, sobre todo, recreativos y no se practicaban con el propósito de estar en forma o perder peso. El *jogging* no existía; si uno veía a alguien corriendo por la calle, suponía que se estaba escapando de la policía; incluso la palabra *jogging* tuvo que tomarse prestada del idioma inglés. La gente no caminaba como adiestramiento, sino para ir de aquí para allá. Cuando en la Argentina se introdujo esta costumbre, se popularizó con rapidez y hoy sigue estando de moda.

Los argentinos son muy creativos. Una vez, de visita en Buenos Aires, mis amigos me invitaron a una de sus diarias rutinas de *jogging*. Se trataba de un grupo de alrededor de veinte amigos que, todas las tardes, de seis y media a ocho, corrían en los bosques del barrio Palermo, con espacios verdes, lagos artificiales y diferentes áreas de recreación. Dos veces por semana, después de correr, hacían un *picnic* con comida y vino, como una recompensa por el esfuerzo. La camaradería hacía que el esfuerzo fuera tolerable y placentero.

Por los años cincuenta, había muchos clubes atléticos, algunos destinados más a socializar que a promover el entrenamiento físico. El deporte estaba dirigido a entretener. Los jugadores jugaban por amor al juego y no por una remuneración pecuniaria.

El deporte nacional en Argentina es el fútbol, y el equipo nacional tiene envergadura mundial. A principios del siglo XX, los deportes ecuestres, el polo, el rugby, el tenis, el golf, el esquí, la esgrima y la natación eran practicados por las elites, por placer y entretenimiento, y no como parte de un currículo de mejora del estado físico. El culturismo físico con pesas era terreno de individuos narcisistas con aspiraciones estéticas y no de salud. Quienes practicaban gimnasia, calistenia, salto y carreras eran amateurs, en competencias no remunerativas.

En los años cincuenta, la mayoría de la población no estaba demasiado preocupada por el estado físico, ya que poco se sabía acerca de la influencia de la vida sedentaria sobre el colesterol, los triglicéridos, la hipertensión y el riesgo de enfermedad cerebral y cardiovascular, entre otros.

A pesar de eso, la gente en la Argentina no era sedentaria. Caminar a la escuela o al trabajo era común, aunque no con el propósito de hacer ejercicio sino porque el transporte público no era muy accesible y los automóviles muy caros, por lo cual no era infrecuente caminar de 1 a 3 kilómetros por día. La población de trabajadores que hacían tareas manuales era numerosa y excedía a la de los que tenían ocupaciones estáticas. Combinado eso con hábitos de comer saludables, la obesidad no era un problema. En contraste, la obesidad, la diabetes y la hipertensión son más comunes en sociedades industrializadas y se las llama "enfermedades de afluencia".

Cuando llegué a los Estados Unidos, en 1959, para mi entrenamiento médico, observé que los estudiantes en las escuelas y las universidades hacían deportes con fines de recreación y competencia, y que a los atletas excepcionales se los disputaban las mejores universidades y les otorgaban becas. ¡Sólo en Estados Unidos! Básquetbol, fútbol americano, béisbol, hockey y patinaje se convirtieron en mis "nuevos deportes" favoritos. En las Olimpíadas, los Estados Unidos se llevaban la mayor parte de las medallas de oro, un testimonio a la dedicación y la devoción por los deportes.

Recién cuando se publicaron artículos científicos que demostraban una relación entre vida sedentaria y enfermedades y la eventual resolución de las mismas con la actividad física, el concepto se convirtió en una preocupación de los profesionales médicos.

Durante mi internado rotativo, en 1959, ninguno de mis profesores nos enseñó los beneficios de la actividad física o el vínculo entre inactividad y enfermedad.

En los años sesenta, los médicos aprendimos que la gente sedentaria estaba más predispuesta a morir a edad más temprana, y, como resultado, los ejercicios físicos se convirtieron en parte del paradigma de salud. Los gimnasios comenzaron a proliferar; gente de todas las edades aumentó su actividad física, y los ejercicios físicos son hoy parte de nuestra cultura; "úsalo o piérdelo" *(use it or lose it)* se convirtió en una expresión aplicada a la condición física, la función cerebral, el sexo y otras actividades. El entrenador físico dejó de ser una rareza. Los clubes se volvieron más sofisticados y hoy ofrecen todo tipo de entrenamiento.

El método Pilates es una de las fórmulas más populares de ejercicios, y por derecho propio. Fue creado por Joseph Pilates Pilates, quien desarrolló este método para practicarlo en superficies planas, cuando trabajaba con soldados heridos en la primera guerra mundial. Luego, usó los resortes de las camas para crear resistencia adicional.

La idea detrás de Pilates es usar los músculos centrales para prevenir o curar el dolor de espalda y mejorar la postura y el equilibrio. Pilates era una marca registrada, y los entrenadores debían estar certificados para poder proveer servicios, pero ahora el nombre es parte del dominio público, por lo cual cualquiera lo puede utilizar. Por lo tanto, el lector debe ser cauto y entender que Pilates no es sólo una máquina, sino una metodología seria que requiere un entrenamiento y una guía seria y responsable.

El *spinning*, un ejercicio en bicicleta de alta intensidad, apareció en los años ochenta y se convirtió en una actividad muy popular. Se inventaron máquinas y equipos nuevos para curar el dolor de espalda, disminuir la circunferencia abdominal, aumentar la masa muscular, mejorar los movimientos de las articulaciones o permitir que la gente se ejercite sin esfuerzo, lo que es un oxímoron.

Hay un consenso universal acerca de que el ejercicio es parte esencial de un estilo de vida saludable, y sin embargo, el 40 por ciento de la gente en Estados Unidos es sedentaria. En países como la Argentina, la cesación del esfuerzo estatal en promover el deporte y la actividad física se fue aparejando con la declinación en su nivel competitivo internacional, la pérdida de interés de las masas (fuera de las clases medias altas y/o las elites) y, por supuesto, con un gradual incremento de la obesidad.

Los consejos de hacer ejercicio físico son mejor recibidos que las recomendaciones de hacer dieta. La gente que paga una cuota mensual para ser miembro de un gimnasio no quiere ver ese dinero desperdiciado, lo cual es un buen incentivo. La gimnasia, si se hace en serio, pocas veces es recreativa o sin esfuerzo; se necesita resistencia para caminar en la cinta o pedalear en la bicicleta estacionaria pero, a la larga, la liberación de endorfinas, luego del esfuerzo, otorga una sensación de placer que hace a la tarea tolerable. Sudar y luchar mejora nuestra imagen; "sin dolor no hay logro" *(no pain, no gain)* es un buen enunciado.

2

¿Por qué hacer ejercicios físicos?

Hay una gran cantidad de publicaciones científicas que analiza los efectos del ejercicio físico como factor determinante de una buena salud. Pero antes de entrar en el tema, permítaseme hacer unos comentarios esclarecedores.

El proceso de alcanzar la validación científica de una hipótesis es multifacético. Por ejemplo, para saber si los hipertensos pueden revertir su presión arterial a valores normales sólo haciendo ejercicios y sin medicación, hay que conducir un estudio al azar, doble ciego, con grupo control, utilizando placebo. Esto se consigue con la ubicación de pacientes en dos grupos: uno que recibirá el tratamiento propuesto, y otro, un placebo. El número de pacientes que se necesita debe ser muy grande, para evitar variaciones ocasionales, y los resultados deben ser estadísticamente significativos. A fin de evitar perjuicios, el experimento se debe conducir en "doble ciego", es decir, ni el investigador ni los pacientes deben saber qué es lo que toman.

En medicina, este tipo de ensayos se considera confiable para conocer los beneficios y los perjuicios asociados a una medicación o un procedimiento. En el caso de investigar sobre la actividad física, es difícil encontrar un placebo que la simule.

Otra manera de conocer el valor de ciertas drogas o procedimientos es utilizando lo que se llama "medicina basada en la evidencia". Esto permite medir los beneficios y los riesgos de ciertas decisiones médicas, lo que hace posible anticipar resultados basándose en la ciencia. Éste es un avance importante, porque nos permite saber si lo que hacemos en la práctica cotidiana de la medicina es bueno o no.

Por ejemplo, cuando un paciente llega a la sala de emergencias con dolor en el pecho y se sospecha que podría estar sufriendo un ataque al corazón, administramos aspirina para prevenir la agregación de plaquetas, lo cual minimiza la obstrucción en la arteria coronaria. Lo hacemos antes de poder comprobar si el dolor en el pecho se debe exclusivamente a un problema del corazón.

Lo cual nos lleva a nuestro tema: *basados en metodología científica se puede afirmar que el estar en condiciones físicas óptimas prolonga la vida, otorga un estado de bienestar y detiene o revierte muchas condiciones médicas.* Esta aseveración es el resultado de varios estudios de investigación bien diseñados, no por el método del doble ciego sino por la observación de que la gente que ejercita tres veces por semana es más saludable y tiene un bienestar mayor que la gente sedentaria.

El entrenamiento físico y la práctica de deportes aumentaban la estima propia. Efectuar ejercicios físicos requiere persistencia, cometido y esfuerzo. Ejercitar le da a la gente la sensación de deber cumplido y confort. Es probable que esto sea debido a la liberación de endorfinas en el cerebro, lo cual produce un buen estado de ánimo, alivia el dolor físico y mejora el equilibrio mental.

Los jóvenes que practican deportes usan menos drogas de recreación, consumen menos alcohol y cometen menos crímenes.

Alejandro Gutman, un ex jugador de fútbol y actual dueño de un programa radial de deportes, creó un programa para niños en El Salvador, al cual llamó *Fútbol Forever*, que consiste en la práctica de ejercicios específicos con el que ayuda a los chicos a conectarse y mejorar su desarrollo emocional y mental (hasta la fecha, más de mil jovencitos, de clase poco privilegiada, de entre seis y dieciséis años, han participado en este programa).

La última evaluación demostró un importante impacto en sus vidas. Mejoraron la conducta en relación con ellos mismos y los que los rodean, expandieron su rendimiento en la escuela, aumentaron su estima, miraron menos televisión y mejoraron su actividad reflexiva. Desde que se instituyó este programa, hubo una disminución de la violencia y el crimen en sus comunidades. Los chicos se volvieron más expresivos, comunicativos y sociables, y el impacto en la vida cotidiana fue asombroso al generárseles un objetivo.

Los beneficios de la actividad física no terminan aquí.

Hay un caudal de evidencia de que la actividad física aumenta la masa ósea y las fuerzas, y es beneficiosa en todas las etapas de la vida.

No hay una sola clase de ejercicios que aumente la fortaleza de los huesos sino una serie variada, que debe ajustarse al sexo, la edad, la madurez y el estado físico. Los escaneos y la resonancia magnética han demostrado los cambios geométricos, estructurales y microestructurales y, como resultado, un aumento de la resistencia de los huesos.

Los doctores Laurie Barclay y Desiree Lie, en *Medscape,* citaron un estudio longitudinal, prospectivo y de observación en un grupo de personas, llamado "estudio Upsala", en el que, durante treinta y cinco años, se examinó la relación entre ejercicios y mortalidad. Allí se demostró que la actividad física media o intensa estaba asociada con una mortalidad menor en hombres de cincuenta años o más y que el efecto de aumentar la actividad física desde niveles bajos a medios y altos era equivalente a dejar de fumar, con una reducción del riesgo de enfermarse.

Los mismos autores, en otro artículo, mostraron los beneficios de hacer actividad física. Éstos son muy significativos, por lo cual hemos de transcribir los resultados de forma literal:

> La participación vigorosa, a largo plazo, del entrenamiento aeróbico (EA) mejora la reserva cardiovascular y la adaptación musculoesquelética. El EA prolongado podría también reducir la acumulación de la grasa central, relacionada con la edad, y por lo tanto proteger el corazón.
>
> La participación prolongada en ejercicios de resistencia (ER) aumenta la masa muscular y ósea y las fuerzas más que el EA. En personas de mediana edad o mayores, en buen estado de salud, tres meses o más de EA estaba asociado a una adaptación cardiovascular que se observaba en reposo y en respuesta a actividades físicas dinámicas y agudas.
>
> Los cambios metabólicos asociados al entrenamiento aeróbico incluyen una mejora del control glucémico y una mejor disposición de los lípidos postprandiales, así como una utilización preferencial de la grasa durante ejercicios submáximos.
>
> En mujeres posmenopáusicas, el EA podría contrarrestar la pérdida de densidad mineral del hueso relacionada con la edad.
>
> Los ejercicios de resistencia mejoran la fuerza muscular en adultos de edad avanzada.

Aunque el efecto del ejercicio en la función física no se conoce muy bien y no sería lineal, el ER mejora la postura, el caminar y el equilibrio.

Los adultos mayores que toman parte de forma regular en actividades de intensidad moderada o elevada de ER tendrían una masa libre de grasa, una disminución de la masa de grasa total y otros cambios beneficiosos en la composición del organismo.

En poblaciones con riesgo de caídas, el ejercicio multimodal, que incluya ejercicios de equilibrio y fuerza y Tai Chi, disminuye el riesgo de caídas con o sin heridas.

El ejercicio y la actividad física practicados en forma regular están relacionados con una mejora del bienestar psicológico, probablemente por el efecto que da la autoestima y la autovaloración.

El buen estado físico y el EA están vinculados a un riesgo menor de depresión y ansiedad.

El buen estado cardiovascular y un alto grado de actividad física disminuyen el riesgo a la declinación cognitiva y la demencia.

El EA y el ER, solos o combinados, aumentan en alguna medida la función cognitiva, en especial en aquellos que antes eran sedentarios.

El ER de gran intensidad es efectivo en el tratamiento de la depresión clínica.

Hay varios estudios con niños en los que se demuestra el ejercicio reduce el riesgo de enfermedades cardiovasculares, en aquellos que tiene diabetes tipo 1, disminuye la obesidad, aumenta la aptitud motora y reduce el tiempo en que están viendo televisión. La fatiga, la depresión y la ansiedad pueden controlarse con efectividad o disminuir con los ejercicios físicos, cuando se practican en forma regular. En términos generales, otorga un estado de felicidad, derivado de una combinación de factores químicos, hormonales, estructurales y psicológicos. La autoestima aumenta cuando mejora la imagen corporal.

3

¿Qué ejercicios se deben practicar?

El caminar es una forma de ejercicio, lo mismo que escalar una montaña o subirse a un trapecio para hacer acrobacia, para mencionar sólo tres. Primero, hay que aceptar la premisa de que el aumento de la actividad física promueve el bienestar corpóreo y mental; y luego, elegir una o más de las cientos de modalidades existentes.

Los ejercicios deben ajustarse a las necesidades individuales. Algunos se benefician más con el ejercicio aeróbico que con el de resistencia y viceversa. Las personas en general hacen lo que les es más fácil o lo que les dicta el instinto o lo que sus conocimientos o prejuicios les indican, en vez de buscar el consejo especializado de un médico o un entrenador certificado. Hacer siempre el mismo ejercicio hace que, a la larga, el esfuerzo se vuelva fútil, aunque por supuesto es mejor que no hacer nada. Los ejercicios se deben hacer con cautela.

El *jogging* y las caminatas son populares y una buena forma de ejercicio, y no requieren ningún equipo especial, con excepción de un calzado cómodo; pero, aunque se los haga bien, pueden producir problemas. Las lesiones producidas por correr son variadas, y algunas requieren intervención médica para aliviarlas. Torceduras de tobillo, ampollas, problemas en los pies, exudado sanguinolento de los pezones, fracturas por estrés y fascitis plantar son algunos de los problemas asociados al *jogging*.

Es indispensable tener conocimiento de todos los factores cuando uno se involucra en alguna de las alternativas de entrenamiento físico y tener un entendimiento de la dinámica y los problemas asociados con un tipo definido de ejercicio.

Hay dos tipos de ejercicios: *entrenamiento aeróbico* (EA) y *entrenamiento de resistencia* (ER).

El *entrenamiento aeróbico* aumenta la frecuencia respiratoria y cardíaca y provee a los músculos y tejidos de oxígeno, lo cual, a su vez, promueve pérdida de peso y aumenta la resistencia del organismo. Eso ocurre porque el tenor de oxígeno en los músculos aumenta y esto quema grasas y carbohidratos.

Piense en el EA como en una máquina que elimina la grasa del cuerpo en forma tan eficiente como la liposucción, pero de una manera fisiológica y sin efectos secundarios. Con entrenamiento cotidiano, el corazón bombea más sangre con cada latido y con cada contracción, y se vuelve más eficiente, lo cual explica por qué los atletas tienen un pulso arterial bajo en condiciones basales.

En lugar de ochenta latidos por minuto, con cuarenta y ocho, el corazón puede administrar la misma cantidad de oxígeno a los tejidos. Más oxígeno significa mejor función enzimática, mejor oxigenación y un aumento mitocondrial en número y función (la mitocondria es, entre otros, la fuente de energía química y de crecimiento celular), lo cual hace la quema de carbohidratos y grasas más eficiente.

Los ejercicios aeróbicos incluyen correr, bailar, hacer *jogging*, cinta, máquina elíptica y bicicleta estacionaria entre tantos otros, que, por otro lado, se pueden convertir en anaeróbicos (es decir sin oxígeno), si se llevan a cabo con un esfuerzo desmedido. Correr a una velocidad razonable es aeróbico, pero correr mucho y muy rápido agota la capacidad de obtener el oxígeno necesario y, para compensar, la frecuencia respiratoria aumenta de manera tal que los músculos accesorios de la respiración trabajan a capacidad máxima.

El EA debe ajustarse al estado físico. Es importante preguntar al médico de cabecera sobre los posibles problemas con el tipo de ejercicio que uno elija. Por ejemplo, si una persona tiene problemas con la articulación de la rodilla, en lugar de la cinta para correr, es mejor usar la máquina elíptica o una bicicleta estacionaria, que no descargan tanto peso en las articulaciones.

Los pacientes con enfermedades cardiovasculares o respiratorias necesitan consejo profesional, por ejemplo, de un centro de rehabilitación.

El entrenamiento físico debe estar ajustado a la edad, el sexo, la condición médica y el estado físico, para conseguir un fin determinado.

La doctora Mary McDermott, en el *Journal of the American Medical Association,* refirió que pacientes con Enfermedad Arterial Periférica (PAD), con o sin claudicación intermitente, se benefician con el ejercicio en la cinta y el entrenamiento de resistencia dirigido a las extremidades inferiores. Este hecho va en contra de la intuición, ya que estos pacientes tienen dolor al caminar. Sin embargo, con ejercicios bien supervisados, se demostró una mejoría importante, cuando se los comparó con un grupo control.

El *entrenamiento de resistencia* es una forma de esfuerzo que hace que los músculos mejoren su masa y, en consecuencia, su función. Los fisicoculturistas ejercitan cada músculo de manera individual, utilizando diferentes aparatos, mientras que el resto de nosotros es feliz con poder tener un tono muscular adecuado y generalizado y una densidad ósea normal.

El EA y el ER otorgan los mismos beneficios físicos y emocionales y son complementarios.

Correr 3,5 kilómetros en una cinta, con una elevación de 4, quema un poco más de 250 calorías.

La máquina de remo utiliza casi todos los músculos del cuerpo. Tiene la ventaja de evitar el daño en las rodillas u otras articulaciones, con excepción de la espalda, y es muy efectiva para quemar calorías.

Otros equipos mejoran la movilidad y la fuerza de la columna vertebral. El dolor de espalda, una afección muy frecuente, se trata de manera muy diversa. El abdomen voluminoso se puede tratar con ejercicios que mejoran la masa muscular, pero la grasa subcutánea puede no desaparecer, si el individuo está excedido de peso. Los músculos del abdomen se pueden fortalecer con ejercicios simples, como las flexiones, o con máquinas especiales que aumentan el tono muscular.

Hay una correlación significativa entre el aumento de la circunferencia abdominal y los trastornos del corazón, la hipertensión y quizás otras enfermedades.

Las flexiones *(push-ups)* fortalecen los músculos centrales, el tórax, los hombros y los tríceps.

Hay ejercicios específicos para aumentar la flexibilidad, la resistencia y la potencia del cuerpo.

En resumen: hay una plétora de posibilidades para mejorar el estado físico, y uno debe elegir lo que le viene mejor en términos de seguridad y conveniencia.

La combinación de ejercicios aeróbicos, que mejoran la función cardiorrespiratoria, y de resistencia, que aumentan el tono y la masa muscular, es la mejor manera de conseguir ese objetivo. Estos logros mejoran nuestra apariencia y nos otorgan una satisfacción personal.

El nadar es uno de los mejores ejercicios físicos, que hace perder peso y mantenerse en forma. Una de las grandes ventajas es que casi no tiene efectos adversos, mientras que, por ejemplo, correr en la cinta desgasta las articulaciones de las rodillas. Es además un excelente ejercicio aeróbico, bueno para el corazón y los pulmones. Se debe nadar con un plan y un objetivo definidos. Nadar requiere usar los músculos necesarios, a un ritmo determinado y en forma coordinada, y precisa entrenamiento, para evitar convertirlo en un ejercicio desorganizado y sin propósito.

Los diferentes estilos de natación, como el de mariposa, espalda, brazos, estilo libre, etc., hacen trabajar diferentes músculos del cuerpo. Es importante saber cómo respirar cuando se nada; los movimientos correctos y la buena respiración garantizan los mejores resultados. Cuando uno camina está rodeado de aire, y el respirar es inconsciente y natural, pero, en el agua, es reflexivo y voluntario, hasta que se vuelve mecánico e inconsciente.

La velocidad y el tiempo en que uno nade dependen de los objetivos.

Hay evidencia científica de que éste sería el deporte óptimo, sobre todo cuando se lo complementa con ejercicios de resistencia de hombros, caderas y piernas y con estiramiento, utilizando para este propósito máquinas específicas.

Tengo experiencia personal con la natación y el entrenamiento, que empecé a practicar seriamente cuando tenía setenta años. Antes de eso, y durante treinta años, iba al gimnasio con regularidad, lo cual me mantuvo en forma, pero la natación hizo que mi presión arterial se controlase sin medicamentos.

Nadar es divertido y, luego de un tiempo, se practica con facilidad. Hay clubes privados y públicos con piscinas de natación; por ejemplo, en Estados Unidos hay 2.686 organizaciones de la YMCA, y muchas tienen programas especiales de natación; sólo se necesita tiempo y dedicación.

El nadar quema de 500 a 600 calorías por hora, una cifra significativa.

Alternar entre diferentes ejercicios o deportes ayuda a combatir el aburrimiento; hacer siempre lo mismo a la larga se vuelve tedioso. Evitar la monotonía y hacer más que un solo tipo de entrenamiento tiene además un beneficio secundario, que es el de mantener activos otros grupos de músculos. Es sorprendente observar a individuos en los gimnasios, haciendo siempre la misma rutina, cuando hay tantas otras máquinas que pueden ayudar a la flexibilidad del cuerpo, la masa muscular, la expansión torácica o la respiración, todo lo cual no se puede obtener con una sola máquina.

El aumento de la actividad física, el entrenamiento, los ejercicios físicos y los deportes sirven como hecho fundamental para mejorar las funciones voluntarias e involuntarias del organismo. No hay datos científicos puntuales que hayan comparado los diferentes ejercicios en relación con la eficiencia y el impacto sobre la salud.

El Tai Chi es una forma de arte marcial creada en la China, hace dos mil años, y que luego se extendió al mundo occidental, en el que hoy la practican millones. La fascinación por las artes marciales orientales es enorme porque éstas están conectadas de manera intrínseca con una filosofía y un estilo de vida. Es cautivante observar grupos de personas, en parques u otros espacios, que se mueven con elegancia y respiran con un ritmo casi musical; además de mejorar la salud, abre las puertas a la meditación y a la defensa propia.

El cuerpo médico de la Clínica Mayo, en uno de los artículos de la *Mayo Clinic Proceedings*, describe el Tai Chi como meditación en movimiento. Cualquier persona, sin importar su edad o su habilidad física, puede practicarlo, ya que no requiere ninguna proeza. El Tai Chi enfatiza la técnica más que la fuerza. Se utiliza para:

- Reducir el estrés.
- Aumentar la flexibilidad.
- Incrementar la fuerza y la masa muscular.
- Aumentar la energía, la fuerza y la agilidad.
- Mejorar el bienestar general.

En estos últimos años, el Tai Chi ha sido objeto de múltiples estudios científicos que han demostrado que esta disciplina, además de reducir el estrés, tiene múltiples efectos favorables que incluyen:

- Reducir la ansiedad y la depresión.
- Mejorar el equilibrio y la coordinación.
- Reducir el número de caídas.

→ Ayudar a la calidad del sueño, como ser el poder dormir más a la noche y sentirse alerta el resto del día.

→ Disminuir la pérdida de masa ósea después de la menopausia en la mujer y en el hombre durante el envejecimiento.

→ Bajar la presión arterial.

→ Mejorar la función cardiovascular.

→ Disminuir el dolor crónico.

→ Aumentar la función física cotidiana.

Un artículo publicado el 19 de agosto de 2010, en el *New England Journal of Medicine*, demostró que es un tratamiento alternativo y efectivo para tratar la fibromialgia. El Tai Chi y otras modalidades terapéuticas complementarias, que en esencia no tienen efectos secundarios, tienen un lugar definitivo en el tratamiento de enfermedades y al momento de asegurar el bienestar general.

El yoga es otra disciplina que ayuda a mejorar la salud, siempre y cuando se la practique con regularidad y bajo la supervisión de instructores especializados. El yoga se originó en la India y ha fascinado y penetrado en la civilización occidental, en donde la practican muchísimas personas. Por tradición, es una forma de aliviar el estrés pero también tiene beneficios adicionales para mejorar la salud. De acuerdo con el cuerpo médico de la Clínica Mayo, los efectos sobre la salud son:

→ Aumentar la flexibilidad.

→ Ayudar en el manejo de condiciones crónicas, como el asma, el síndrome del túnel carpiano, la depresión, el dolor de espalda, la esclerosis múltiple, la osteoartritis de rodilla y los problemas de memoria.

→ Reducir las enfermedades cardiovasculares y la presión arterial, cuando se lo combina con una dieta vegetariana, ejercicios aeróbicos y medicación.

➻ Ayudar a perder peso.

➻ Mejorar el equilibrio y prevenir las caídas y las fracturas de cadera.

➻ Al practicar yoga, la gente con cáncer y los que los cuidan mejoran su calidad de vida.

4

¿Cuánto ejercicio se debe realizar?

Eso depende del propósito y las necesidades. Las personas con peso normal deben hacer por lo menos treinta minutos de ejercicio por día. Hacerlo durante más tiempo y con mayor esfuerzo otorga todavía mejores resultados en relación con la mejora de la función cardíaca, pulmonar y muscular.

Los obesos necesitan quemar más grasas y azúcares, por lo cual deben aumentar en forma gradual el tiempo de ejercicio, hasta lograr su meta, y debe ir siempre acompañado de una dieta adecuada. Una persona que consume 2.500 calorías por día y tiene un sobrepeso de 10 kilos debe gastar 2.700 calorías diarias para llegar a su peso ideal en tres meses.

Los ejercicios físicos no se deben ver sólo como una actividad destinada a mejorar la salud física, la resistencia y la fuerza muscular, sino que se los debe apreciar en un contexto más amplio. En nuestra cultura, si se practica colectivamente el ejercicio físico ello conduce a un aumento de la interacción social y la integración a un grupo de individuos, a un incremento de la motivación y los logros, y además mejora la autoestima, ayuda a vencer o prevenir la depresión y el estrés, y otorga un sentido de satisfacción y realización personal.

Los diferentes deportes y ejercicios físicos tienen como denominador común la disciplina, el generar un *esprit de corps* y la lealtad a un grupo. Todos estos atributos se pierden con la edad, porque uno en general está inmerso en otras tareas; pero se pueden recuperar con sólo volver a la práctica de deportes de recreación o efectuar actividades físicas en compañía de otros.

5

¿Cuándo empezar a practicar deportes o ejercicios físicos y cuándo dejar de hacerlos?

El sedentarismo daña el cuerpo y la mente; por lo tanto, se deben efectuar actividades físicas enérgicas, tan seguido como sea posible, sin importar la edad.

La inmovilidad produce morbilidad de todo tipo. La obesidad, las enfermedades cardiovasculares, las infecciones pulmonares, la depresión del sistema inmunitario y la incapacidad para luchar contra las infecciones son algunas de las consecuencias de estar mucho tiempo sentado o inactivo. El sedentarismo, ya sea por elección o no (por ejemplo, alguien que está obligado a estar detrás de un escritorio por razones de trabajo), produce todo tipo de malestares.

Los chicos deben empezar con actividades físicas programadas a los tres años de edad porque ayuda a la coordinación y a la agilidad.

Nunca es tarde para empezar y siempre es temprano para dejar de hacer gimnasia. Alicia Alonso, la famosa bailarina cubana y directora del Ballet Nacional de Cuba, que en diciembre de 2010 cumplió noventa años, bailó hasta casi los setenta y hoy todavía se mantiene activa.

En contraste, Marlon Brando, el ícono cinematográfico al que, en 1953, cuando tenía veintisiete años, se lo veía vigoroso y fuerte, en la película *Un tranvía llamado deseo*, terminó su vida a los ochenta, pesando 140 kilos, con diabetes, insuficiencia pulmonar y enfermedad cardíaca, que arrastró durante veinte años: en sus últimas tres décadas, se fue deteriorando poco a poco física e intelectualmente, como resultado de comer y beber demasiado.

Sin importar la edad, los ejercicios y las actividades físicas agotadoras se deben realizar luego de hacerse un examen médico. Un artículo reciente, publicado en *The Journal of the American Geriatric Society,* demostró que los ejercicios arduos, en gente de edad avanzada, se asocian a una incidencia aumentada de trombosis venosa. En contraste, una puesta al día de Robert F. En el *American Journal of Lifestyle Medicine,* Zoeller llegó a las siguientes conclusiones:

La prevalencia del sobrepeso y la obesidad está aumentando en forma epidémica debido a la inactividad.

La adiposidad aumentada, especialmente la central o visceral, es predictiva de enfermedades cardiovasculares, síndrome metabólico y diabetes, mediada quizás por un aumento sistémico de la inflamación resultante del sedentarismo.

El aumento de la actividad física y/o el estar en forma reducen la inflamación asociada a la adiposidad visceral (en otras palabras, más grasa, más inflamación).

La adiposidad y la falta de actividad o el no estar en forma son factores de riesgo para la arterioesclerosis y la diabetes de tipo 2, así como un aumento de la mortalidad asociada a estas dos enfermedades.

El aumento de la actividad física y el estar en buena forma reducen las enfermedades y el riesgo de mortalidad, más allá del índice de masa corporal, pero no eliminan el riesgo asociado a la obesidad.

El ejercicio moderado a vigoroso más la pérdida de peso reducen el riesgo de diabetes en forma independiente y mejoran el metabolismo glucosa/insulina por diferentes mecanismos.

La actividad física que quema en el orden de 2.500 a 2.800 Kcal por semana es lo que se necesita para prevenir el aumento de peso o mantener uno adecuado.

Se recomienda entrenamiento de resistencia junto con el ejercicio aeróbico, pero no como la forma primaria de ejercicio para perder peso. Es importante, más allá de si la actividad resulta o no en pérdida de peso, el efectuar actividades físicas por los beneficios saludables mencionados.

El no encontrar lugar en donde efectuar ejercicios es una excusa inaceptable. Uno puede elegir el lugar de acuerdo con su gusto personal, área geográfica o consideraciones financieras. Durante el invierno, caminar puede ser difícil, pero uno puede optar por lugares cerrados amplios. Hay gimnasios para practicar ejercicios o deportes en todos lados: escuelas, colegios, fábricas y una multitud de lugares de recreación.

Las asociaciones deportivas se construyen alrededor de un deporte específico como fútbol, rugby, remo, hipismo, etc. Hoy en día, los deportes son parte del currículo desde el jardín de infantes hasta la universidad. Las actividades físicas están tan ligadas a la cultura norteamericana, que en las últimas décadas ha habido una proliferación de gimnasios y clubes por todos lados; algunos son gratuitos, otros están patrocinados por las municipalidades y otros son con cargo a precios razonables. Si el dinero no alcanza, hay una serie de lugares públicos que ofrecen programas gratuitos, como colegios, YMCA, centros de jubilados, asociaciones étnicas, iglesias y organismos gubernamentales.

Los equipos de gimnasia se pueden comprar a precios razonables, lo que otorga la posibilidad de practicar en el confort del hogar. Hacer deportes al aire libre es siempre divertido y gratuito.

Las actividades físicas deben ser parte de la rutina diaria. Se debe practicar ejercicios programados como mínimo cinco veces por semana. El estar ocupado en otras tareas no puede ser una excusa para dejar de hacer algo que es tan esencial para la salud. Posponer algo es una conducta no reflexiva, que produce un deterioro fisco y mental y crea ansiedad, estrés y culpa.

En el trabajo, la falta de ejercicios lo hace a uno menos productivo. En un contexto social, puede arruinar una relación; y cuando se trata de cuestiones de salud, puede tener severas consecuencias a la corta o a la larga.

Hacer ejercicios no es tan arduo como adherir a un régimen de comidas para adelgazar. La gente que hace una cosa o la otra está más predispuesta a efectuar las dos. La recompensa emocional y física de gastar energía es inmediata.

Se ha verificado en varios estudios científicos que la glándula pituitaria libera endorfinas y quizás otras sustancias, como la serotonina, la epinefrina, la dopamina y la anandamida, lo cual da una sensación de bienestar similar a la que uno consigue con drogas de recreación, pero sin los efectos secundarios o letales.

El tiempo diario en el que se debe ejercitar depende del sexo, la edad, la condición física y las condiciones mórbidas asociadas. En términos generales, treinta minutos sería el tiempo mínimo, aunque para gente de edad avanzada, si éste es muy largo, se lo puede dividir en períodos de cinco a diez minutos, de dos a cuatro veces al día.

6

¿Cuáles son los problemas que puede generar el ejercicio?

Las historias de corredores, *joggers* y otros atletas víctimas de muerte súbita no son tan infrecuentes y son independientes del estado físico. De acuerdo con la literatura, ocurre con una frecuencia de uno entre 30.000 y 100.000. Algunos corredores sin enfermedad previa mueren o sufren efectos catastróficos de salud durante las maratones debido al desprendimiento de una placa en el sistema circulatorio o muerte súbita por una arritmia cardíaca debida a la liberación de sustancias que disminuyen la perfusión de sangre al corazón e interrumpen su función sincronizada. Bajo condiciones de gran esfuerzo, el calor y la humedad producen excesiva transpiración, y esto puede disminuir en el cuerpo sales que son esenciales para mantener las funciones del organismo.

Estos acontecimientos, aunque infrecuentes, sugieren que es una buena idea, antes de comenzar un programa de ejercicios, más allá de los niveles de intensidad, someterse a una revisación médica. El caminar no requiere supervisión médica, pero hacerlo a paso brusco o cuesta arriba somete a los pulmones y al corazón a un esfuerzo desmedido en aquellos sin entrenamiento previo.

Los riesgos asociados al esfuerzo físico son mínimos, de manera tal que no deben usarse como excusa para no hacer actividades físicas, porque la vida sedentaria tiene un índice de morbilidad y mortalidad mayor que un entrenamiento sensato.

Hay un consenso acerca de los beneficios, el impacto y la influencia de la actividad física en la salud de la población: ésta, ya sea por sí sola o en conjunto con la adopción de medidas nutricionales sensatas, es la manera más importante de prevenir enfermedades. Vivimos en una sociedad que tiende a proveer confort y facilidad a nuestra existencia diaria. No caminamos sino que conducimos nuestro automóvil o tomamos un medio de transporte para recorrer distancias mínimas.

En China, el ciclismo es una forma común de transporte, y cada calle tiene carriles exclusivos para bicicletas. Esto explica por qué los chinos se mantienen en tan buena forma. En Francia, los edificios de tres o cuatro pisos pueden no tener elevadores, de manera tal que el subir las escalaras es una forma común de ejercicio. Quince minutos de subir escaleras quema 100 calorías. En Río de Janeiro, se observa a gente que vive en los cerros acarreando cargas pesadas.

Tenemos que desprendernos de nuestros hábitos holgazanes. Caminar, correr, moverse, ejercitarse y/o practicar deportes es simple, barato, gratificante y esencial para la salud y para estar en forma.

CAPÍTULO 6

CONTROL EMOCIONAL
ESTRÉS

"No es el estrés lo que nos mata; es la manera como reaccionamos ante él."

Hans Seyle

1

Desde temprano, como médico, me di cuenta de que los pacientes expresan sus dificultades emocionales, su soledad y su angustia a través de manifestaciones somáticas. Debido al estrés, algunos se enferman, otros con serias enfermedades empeoran y en otros se despierta alguna afección latente. La diabetes puede aparecer por primera vez luego de alguna situación de ansiedad crónica; algunos pueden tener un ataque al corazón después de un hecho traumático inesperado, como la muerte de un ser querido, o desarrollar una enfermedad orgánica luego de una circunstancia traumática.

Está claro que las enfermedades se deben a algo más que a un agente externo que ataca al organismo y que hay otras causas que nos enferman, o que hacen que permanezcamos enfermos o que nos curemos. Algunos con arterioesclerosis avanzada no tienen ninguna manifestación física mientras que otros con formas más benignas tienen problemas múltiples, lo que refleja que hay otros componentes además de los orgánicos. Lo sorprendente es que nada de eso se nos enseñó en la escuela de medicina, ni en la Argentina, ni en los Estados Unidos.

Los factores sociales, psicológicos y de conducta son partes de las enfermedades. La diabetes no se puede definir sólo como un aumento permanente de la glucosa sino como una condición que afecta a los pacientes de una manera diversa y en la que la hiperglucemia es sólo uno de los factores. Esto también explica por qué algunos pacientes tienen una mejor o peor presentación de la enfermedad, y las diferentes respuestas a la misma medicación.

Durante mi época como médico, los avances en la tecnología fueron fenomenales. Al principio de mi práctica médica, las imágenes de diferentes partes del cuerpo eran rudimentarias e ineficientes. Pero el progreso en equipos y su efectividad no se han traducido por completo en una mejoría significativa de la salud.

Las enfermedades de la civilización aumentaron al mismo tiempo que la tecnología médica alcanzaba sus mayores éxitos. La gente de países en desarrollo, que antes llevaba una vida simple, comenzó de a poco a contraer las mismas enfermedades que nos aquejan, cuando empezó a comer y a contaminar el ambiente como las personas de países más avanzados. Dejando de lado el tabaquismo, el alcoholismo, la drogadicción, el crimen y la pobreza, que son fuertes contribuyentes a la declinación de la salud, el estrés y los hábitos dietéticos insalubres, la falta de ejercicio y el ambiente contaminado son los factores más importantes que evitan que consigamos bienestar físico.

Conocer los factores que interfieren en la posibilidad de conseguir un estado de salud óptimo (tan perfecto como nuestra composición genética nos permita) es el primer paso para corregir este déficit. Pasteur una vez dijo "la suerte favorece a las mentes preparadas". El conocimiento es nuestra responsabilidad y es el instrumento para ser veraces con nosotros mismos y corregir lo que sea necesario.

El estrés es una tensión constante que afecta a nuestra salud. Conquistarlo nos permite estar en forma y vigorosos.

Reconocer los problemas es simple, pero resolver los paradigmas no lo es.

Otros abogan por un retorno a las costumbres simples. Pero quizás la falla esté en que nuestras voces se ven acalladas por la ideología de las corporaciones, que están dominando la razón y la lógica. Ellas crean fantasías y nos quieren hacer creer lo que les conviene, y esto termina creando un conflicto emocional en nosotros, al no poder discernir lo que es importante en la vida.

La industria alimentaria nos está dañando con comidas insalubres, el confort de estar pegado a un sillón mirando televisión y el sedentarismo merma nuestro bienestar y, como veremos enseguida, el estrés agrega un detrimento más.

Adquirimos estrés por las demandas que nos suscita la sociedad, por tratar de emular a los vecinos, por aspirar a tener cosas que no tenemos, por poner énfasis en el materialismo en lugar de lo espiritual, dañando nuestro cuerpo por factores externos, y por un sinnúmero de situaciones que conmueven nuestra vida emocional. Nos tientan a consumir más allá de nuestras necesidades.

Hace poco, el derroche desmedido promovido por bancos y corporaciones produjo estragos en las finanzas de la gente y creó situaciones caóticas a nivel personal y social. Muchos incurrieron en deudas que iban más allá de sus posibilidades económicas, utilizando tarjetas de créditos; otros no pudieron pagar sus hipotecas o agotaron los ahorros que tenían reservados para pagar el colegio de sus hijos. El desempleo en los Estados Unidos llegó al 12,4 por ciento. No es difícil imaginar, entonces, el estrés asociado a estas circunstancias. La fuerza para tolerar ese impacto, resolver conflictos o evitar esas dificultades no es fácil de conseguir. El resultado de una vida difícil o una rutina exigente o una experiencia que sacude los nervios crea una angustia que, o nos permite crecer como individuos y mejorar como persona, o nos sobrepasa y nos enferma.

Cuando fallan los mecanismos de defensa, la gente puede desarrollar enfermedades temporales o más serias como el cáncer.

El estrés se hace presente cuando las circunstancias se hacen abrumadoras e inmanejables o, si no, por la tendencia de hacer catastrófica una situación, sin darnos cuenta de que la mayoría de las veces los inconvenientes son transitorios y remediables. El estrés ocasional, por otro lado, es parte de la vida cotidiana, y la manera en que lo manejamos modela nuestra personalidad.

Nuestras relaciones, el casarse o el divorciarse, los problemas con los hijos, los padres que envejecen, las crisis financieras, el jubilarse, la incapacidad para ganar el dinero que uno necesita para subsistir, las pérdidas personales y el luchar con nuestros demonios internos –para simplificar un tema tan complejo– provocan una respuesta estresante.

Si el estresor es persistente e inmanejable, el individuo puede desarrollar síntomas emocionales que son fáciles de reconocer o expresarlo con manifestaciones somáticas, lo cual es parte de un mecanismo de defensa inconsciente.

Cólera, miedo, incapacidad para concentrarse, fatiga crónica, insomnio, ansiedad y depresión son algunos de los síntomas manifiestos, mientras que cansancio, debilidad, dolores del cuerpo y otros síntomas físicos son parte del complejo sintomático, cuando el estrés se vuelve inmanejable.

En el año 1965, junto con otros especialistas, efectuamos una investigación en el hospital *Mount Sinaí* (hoy *Cedars Sinaí Medical Center*), en Los Ángeles, que se publicó en el *British Medical Journal*. El estudio era en pacientes con enfermedades inflamatorias del intestino (EII): colitis ulcerosa y enfermedad de Crohn (que en aquella época eran consideradas enfermedades psicosomáticas). Tratábamos de determinar si, en efecto, la causa era psicológica y también si, una vez que la enfermedad estaba establecida, el estrés provocaba una recaída. El grupo control consistía de pacientes afectados por otras enfermedades que no se consideraban psicosomáticas.

Descubrimos que la etiología de las EII no era psicológica, pero que estos pacientes desarrollaban recaídas cuando estaban bajo estrés. Para nuestra sorpresa, el grupo control también se enfermaba a causa del estrés, lo que nos hizo concluir que las tensiones emocionales provocaban síntomas en todo tipo de condiciones médicas, sin importar la causa primaria.

El estrés genera respuestas diferentes en diferentes individuos. Algunos comienzan a beber alcohol en demasía, otros tienen una aventura amorosa y otros un *acting out*, entre otras acciones que sirven para compensar los efectos emocionales que hacen que uno se sienta mal.

En la Argentina, en los años ochenta, hubo una gran crisis financiera que afectó a la clase media y, entre otras cosas, hubo un aumento de la cantidad de divorcios. Esto se interpretó como una manera de calmar la miseria emocional que se produjo como consecuencia de perder dinero y estatus.

Eventos traumáticos que están más allá de nuestro control, como las violaciones, las agresiones y los asaltos, pueden causar lo que se llama Desorden de Estrés Postraumático (DEPT), que se manifiesta con síntomas extremos como insomnio, pesadillas, falta de concentración, ansiedad incontrolable y depresión, entre otros síntomas. Los pacientes con DEPT pueden recrear de manera inconsciente el trauma original, lo que hace que se perpetúen los síntomas, mientras que otros superan el trauma original y se vuelven más fuertes. Un ejemplo es el de Mauricio Macri, el jefe de Gobierno de la Ciudad de Buenos Aires, que fue secuestrado en 1989 y estuvo confinado en duras condiciones durante dos semanas, a consecuencia de lo cual sufrió un revés emocional severo, del cual se recuperó lentamente. Hoy es un individuo funcional, exitoso, jefe de Gobierno de la Ciudad de Buenos Aires, se volvió a casar y aspira a ser presidente de la Argentina.

En 2008, el doctor Tarani Chandola y sus colaboradores publicaron un artículo en el *European Heart Journal* que demostró en forma definitiva la asociación entre el estrés en el trabajo y la enfermedad coronaria. Estudiaron una cohorte de 10.308 empleados, de ambos sexos, en Londres, durante un período de doce años. Aquellos afectados por el estrés mostraron una disminución de la actividad física, hábitos de alimentación inadecuados, obesidad y prácticas insalubres, como el fumar.

Esta asociación era más evidente en empleados menores de cincuenta años. El riesgo de infarto de miocardio en aquellos que tenían estrés permanente era el doble que en aquellos que no tenían estrés.

En otro estudio publicado en el *British Medical Journal*, los mismos autores indicaron que había una correlación entre el estrés en el trabajo y el Síndrome Metabólico (SM). El SM abarca una constelación de trastornos metabólicos que incluyen resistencia a la insulina, hipertensión, dislipidemia, obesidad central y periférica y está asociada con enfermedad vascular acelerada.

En conclusión: hay un enorme cúmulo de datos científicos que han corroborado sin duda alguna la correlación entre el estrés y la enfermedad orgánica.

El caso de Libby Zion puso de manifiesto que las condiciones de trabajo afectaban la conducta e incrementaban el nivel de estrés de los médicos residentes y ponían en riesgo la seguridad de los pacientes.

Libby tenía 18 años cuando llegó a la sala de emergencias del *New York Hospital-Cornell Medical Center*, en Nueva York, la tarde del 4 de octubre de 1984. Al día siguiente, estaba muerta. Cuando llegó, se la notaba agitada, tenía temblores y alta temperatura. Tenía antecedentes de depresión. Su médico de cabecera, el doctor Raymond Sherman ordenó que se la ingresara en el hospital. En primera instancia, fue atendida por dos médicos residentes, que hicieron un diagnóstico preliminar de síndrome viral. Libby estaba agitada y, de acuerdo con las notas de la historia clínica, mostraba una conducta histérica.

Le administraron Demerol, un analgésico con propiedades sedativas. Como continuaba agitada, las enfermeras informaron de la situación a la doctora Luise Weinstein, residente médica de primer año, que ordenó atarla a la cama para inmovilizarla y se le aplicara una inyección de Haloperidol, un medicamento usado para controlar la agitación y el comportamiento agresivo. Libby se durmió. En horas tempranas de la madrugada, su temperatura se había elevado a casi 39 °C. Le administraron medidas refrigerantes, pero Libby tuvo un paro cardíaco y murió.

El padre investigó la situación y notó que la hija había estado tomando Nardil, un inhibidor de la monoaminooxidasa que tiene contraindicado el uso de Demerol porque aumenta su efecto y la toxicidad de la primera droga mencionada. Para peor, la doctora Weinstein había estado ocupada tratando a otros pacientes, y el doctor Stone, el residente a cargo del servicio, estaba durmiendo durante el incidente, ya que había tenido un día muy ocupado. El caso llegó a la corte judicial. Allí se demostró que los médicos en formación trabajan en condiciones estresantes, están agotados y con falta de sueño. Este caso enfatiza que trabajar en condiciones de estrés es uno de los factores responsables de muchos de los errores médicos que se cometen en los Estados Unidos.

En este mismo tema, un estudio de Stucky y colaboradores, publicado en *Academic Medicine*, llevado a cabo en un grupo de 185 médicos en formación, en el que la falta de sueño y el estrés asociado al trabajo eran una constante, demostró que se ponía en peligro la vida de los pacientes por la fatiga física y mental de los médicos tratantes.

Como resultado de estas investigaciones y, sobre todo, del caso de Libby Zion, se impuso una serie de restricciones en la mayoría de las instituciones médicas, que limitaba a sesenta las horas de trabajo por semana y disminuía la frecuencia de las guardias nocturnas.

2

Varios estudios están ayudando a aclarar los mecanismos fisiológicos y patofisiológicos del estrés, que son las bases para explicar ciertas enfermedades y conductas, lo cual da una oportunidad de manejar el estrés de diferente manera, incluso, respecto de la intervención farmacológica.

En *Nature Reviews Endocrinology,* George P. Chrousos explica los mecanismos del estrés y de los desórdenes causados por éste:

"El estrés ocurre cuando hay una amenaza a la homeostasis real o figurada, que se restablece por diferentes respuestas de adaptación fisiológicas y conductuales. Las respuestas al estrés son mediadas por el sistema de estrés, en parte localizado en el sistema nervioso central y en parte en los órganos periféricos. Los *efectores* de este sistema incluyen en el cerebro las hormonas hipotalámicas, arginina, vasopresina, hormona de liberación de la corticotropina y los péptidos derivados de la propiomelanocortina, en el centro autonómico en la raíz del cerebro, y en el locus ceruleus la norepinefrina. Los *blancos* de estos efectores incluyen los centros ejecutivos y/o cognitivos, los sistemas de recompensa y temor, los centros del despertar-sueño del cerebro, las hormonas de crecimiento, reproductivas y tiroideas y los sistemas inmunitarios gastrointestinales, cardiorrespiratorios y metabólicos. La actividad basal óptima y la respuesta del sistema de estrés son esenciales para el bienestar, el éxito en el desempeño de las tareas y las interacciones sociales apropiadas. En contraste, la excesiva o inadecuada actividad basal y la manera de responder del sistema pueden alterar el crecimiento y la composición corpórea y llevar a una serie de condiciones patológicas y de conducta."

Y Chorusos concluye:

"Nuestro estilo de vida y el medio ambiente en las sociedades modernas parecen dar lugar para que estos desordenes relacionados con el estrés sucedan."

En términos simples: las tensiones, los esfuerzos y las preocupaciones constantes inician una cascada de hechos biológicos que alteran la mente y el cuerpo, en donde cualquier órgano puede estar afectado. Cuando la respuesta al estrés es adecuada, volvemos a una sensación de bienestar, y así se evita cualquier daño físico. Por el contrario, cuando hay problemas para manejar el estrés, se puede desarrollar una afección temporal o permanente del organismo.

Estos conceptos básicos desenmarañan por qué nuestro cuerpo deja de funcionar con normalidad cuando está sujeto a agresores físicos o emocionales. Sobrevivir significa mantener la casa en orden. Uno puede permitir alteraciones leves y transitorias, pero las agresiones repetitivas terminan por trastornar nuestro cuerpo y nuestra mente.

Los informes científicos sobre la asociación entre el estrés y el cáncer son conflictivos: algunas investigaciones dan como resultado que el estrés crónico puede comprometer el sistema inmunitario y desencadenar tumores asociados a virus, como el linfoma. Lo que es incontrovertible es que, una vez que el paciente tiene cáncer, una carga de estrés adicional afecta en forma desfavorable el crecimiento y la diseminación del tumor. Eso tiene aplicaciones prácticas, porque algunos estudios demostraron que las mujeres con cáncer de mama tienen una sobrevida mayor cuando participan en grupos de apoyo dirigidos a disminuir el estrés.

Hoy sabemos que pacientes con psoriasis, colon irritable, enfermedad coronaria, hipertensión y otras enfermedades se agravan cuando están bajo estrés psicológico.

El entendimiento de la relación entre conducta, estado físico y biología provee una amplia perspectiva de la enfermedad, que permite la modificación en el manejo de la prevención de reagudizaciones y recurrencias.

La tuberculosis se produce por el bacilo de Koch. Sin embargo, no todos lo que están expuestos al mismo contraen la enfermedad. Aquellos que son resistentes están protegidos por un mecanismo homeostático equilibrado que, entre otras cosas, incluye un estado físico y mental estable.

Esto pone a las enfermedades en un contexto más completo, que explica por qué los agentes externos insalubres pueden afectar o no al individuo, dependiendo de su equilibrio orgánico. Los elementos ambientales, sociales, físicos y emocionales contribuyen al desequilibrio que lleva a las enfermedades.

3

Como director del Cuerpo Médico del Huntington Hospital, aconsejaba a aquellos médicos que habían sido acusados de mala praxis. Uno de ellos me dijo que tenía miedo de perder la casa, a pesar de que su seguro médico podía cubrir los gastos de litigio y de compensación, pero no se podía sacar de encima esa idea; consideraba que el haber sido acusado significaba que era un mal médico, incompetente e incapaz. Su proceso mental era: "No soy un buen médico, así que me merezco lo que me pueda suceder." Yo le hice ver la realidad: él era tan bueno como sus colegas y tuvo un mal resultado en un caso, algo que no era del todo inesperado. Una charla bastó para que se pudiera relajar y enfrentase el problema. El caso se arregló fuera de la corte. Luego, me confesó que, para protegerse, ahora practicaba medicina defensiva, lo que es malo para él y para sus pacientes. Para él, porque no ejerce la medicina de la mejor manera; y para sus pacientes, porque los somete a tests innecesarios.

Manejar el estrés es parte del proceso de crecimiento de una persona, una manera de aprender cómo se debe vivir la vida y cómo confrontar la tragedia y la desesperación, al mismo tiempo que uno va madurando. La habilidad que adquirimos al manejar el estrés se traslada a otras esferas: al trabajo, la familia y las relaciones sociales.

Un médico de Los Ángeles trató a un paciente joven que tenía una malformación vascular (un conglomerado anormal de vasos) en el estómago. Durante una endoscopia confundió esa lesión con un pólipo, tomó una biopsia (lo cual está absolutamente contraindicado en malformaciones vasculares), y el paciente murió de una hemorragia incontrolable. El médico tuvo tanta angustia, que abandonó la práctica de la medicina para siempre.

Esto refleja las nefastas consecuencias del estrés.

Cuando un individuo tiene manifestaciones somáticas, es importante visitar a un médico para evaluar si hay alguna disfunción o falla, que se debe tratar de inmediato. De la misma manera en que el estrés puede confundirse con una enfermedad orgánica, una enfermedad orgánica puede atribuirse en forma equivocada al estrés.

En su libro *Cómo piensan los médicos,* el doctor Jerome Groopman relata el caso de una paciente de alrededor de 30 años que había visto a un sinnúmero de médicos durante quince años porque sufría de falta de apetito, vómitos, náuseas y dolor abdominal.

Como los síntomas subjetivos parecían desproporcionados a los hallazgos físicos, los médicos concluyeron que los síntomas eran secundarios a un desequilibrio emocional y la enviaron a ver a un psiquiatra, que hizo un diagnóstico de anorexia nerviosa y bulimia, afecciones debilitantes, que pueden matar al paciente.

Luego, la refirieron a varios especialistas, incluso a otros psiquiatras y psicólogos, y recibió tratamiento con antidepresivos, pero sin ningún resultado. Desarrolló anemia, y una biopsia de la médula ósea reveló una disminución de la producción de glóbulos rojos, lo que se atribuyó a una deficiencia nutritiva. También tenía osteoporosis severa.

La paciente trató de comer lo más posible para contrarrestar las deficiencias nutritivas pero, más comía, peor se sentía. Al final, y como una última esperanza, consultó al doctor Myron Falchuk, un gastroenterólogo clínico, quien tomó una estrategia diferente. Pudo llegar al diagnóstico adecuado, donde otros habían fallado, al escuchar con atención a la paciente y armar así el rompecabezas.

Después de varios análisis, llegó al diagnóstico de enfermedad celíaca. Ésta es una condición en la cual la superficie del intestino delgado esta atrofiada, lo que impide la absorción adecuada de nutrientes y provoca una severa desnutrición. La causa es una respuesta inmunitaria anormal al gluten, en especial a la gliadina, que está presente en ciertos alimentos y que produce daño a la mucosa a las pocas horas de producirse el contacto. La exclusión estricta del gluten de la dieta produce una mejoría dramática y la regresión de los síntomas.

¿Qué ocurrió en este caso? El médico escuchó a la paciente en su totalidad y se dio cuenta de que el estrés estaba causado por una enfermedad orgánica y no al revés; llevó a cabo ciertos análisis simples, hizo el diagnóstico correcto, trató a la paciente con una dieta libre de gluten y todo volvió a la normalidad. Esto nos enseña varias cosas: que hay que tener cuidado para no confundir trastornos emocionales con enfermedades físicas y viceversa y que la mejor manera de lograr un diagnóstico correcto es escuchar a los pacientes.

La porfiria es otra condición que muchas veces se confunde con desórdenes emocionales, porque tiene una variedad de síntomas como dolor abdominal, vómitos y constipación, además de la pérdida de sensibilidad en la espalda y las extremidades. Esta diversidad de síntomas hace que el diagnóstico sea difícil y, como los malestares de los pacientes parecen ser desproporcionados a los hallazgos físicos, muchas veces se la diagnostica como sufriendo un desorden psicológico. Esta condición es una alteración heredada o adquirida de la biosíntesis del heme (el componente que se combina con la globina para formar la hemoglobina), con la sobreproducción y acumulación de porfirina (un descendiente metabólico del heme).

En nuestra práctica, hemos visto un sinnúmero de pacientes con enfermedad celiaca y porfiria derivados con el diagnóstico equivocado de colon irritable, que es la última expresión de un desorden psicosomático.

Otros dos casos de mi práctica ilustran este dilema:

William R. era un paciente de 59 años que había perdido a su esposa y había comenzado a salir del duelo, que gozaba otra vez de la vida, que trabajaba y que había empezado una relación con la viuda de un amigo. Dos años después, comenzó a sentirse cansado y deprimido. Su médico de cabecera interpretó que el paciente estaba todavía llorando la muerte de la esposa y le prescribió Zoloft, un antidepresivo. Al tiempo, desarrolló falta de apetito y perdió peso, por lo cual se le hizo una tomografía del abdomen, que reveló un cáncer en el cuerpo del páncreas. En realidad, era el lento avance del cáncer lo que hizo que estuviese deprimido y no la pérdida de su esposa, situación que ya había superado. El paciente falleció al poco tiempo.

El segundo caso es el de un médico de 50 años que tenía diarrea crónica y deshidratación secundaria. Su condición era tal que requería infusión endovenosa de líquidos y electrolitos. Los médicos que lo trataban no tenían claro el origen de sus síntomas y, como el paciente estaba en medio de un divorcio, asumieron que la diarrea era secundaria al estrés. Lo derivaron con el doctor Isaac Lucchina, un psicoanalista famoso en Buenos Aires, que con gran sagacidad llegó a la conclusión de que, aunque el paciente estaba pasando por un momento difícil en su vida, estaba, sin embargo, lidiando bien con la situación, gozaba de la compañía de sus hijos y estaba emocionalmente estable.

Lucchina sospechó que el paciente tenía alguna afección orgánica, por lo cual lo derivó a mi consultorio. Efectué una sigmoidoscopia rígida (los endoscopios flexibles no se habían inventado todavía), en la cual se detectó un adenoma velloso muy bajo en el recto y en un área de difícil acceso. Aunque estos tumores no son infrecuentes, esa forma de presentación es bastante inusual. Estas formaciones secretan agua y electrolitos, que luego se reabsorben en el mismo colon, así que en ese sentido no producen enfermedad, pero, cuando están ubicados muy abajo en el recto, la reabsorción es inadecuada, y la secreción la sobrepasa, por lo cual se produce una pérdida enorme de agua y sales. Este caso ejemplifica la importancia de diferenciar los trastornos emocionales de los físicos.

He mencionado cuatro condiciones orgánicas que se enmascaran como trastornos funcionales. Catalogar a un paciente como afectado por una condición asociada al estrés es riesgoso, al igual que lo es el no considerar al estrés como el responsable de crear manifestaciones somáticas.

4

Hay diferentes maneras de manejar el estrés. Si uno puede reconocer la causa, como por ejemplo la pérdida de un empleo, y no puede manejar la situación, hay que buscar ayuda con profesionales o compartir el problema con otros o planear alguna estrategia para salir adelante. Uno puede revertir una situación negativa trazando tácticas y teniendo un propósito.

La negación puede dar un alivio temporal, pero el dolor es duradero. Si la ansiedad generada por el estrés no se verbaliza o se entiende, termina apareciendo en problemas de conducta o manifestaciones somáticas.

El agobio, las preocupaciones, las tensiones, las dificultades y los traumas son parte de la vida. Lo primero que hay que hacer para vencer estos conflictos es reconocer cuál es el estresor y analizar las causas y consecuencias. La ansiedad, la frustración, la bronca y otros sentimientos, luego de un incidente, pueden ser fenómenos transitorios, pero si duran más de lo necesario hay que actuar.

Algunas veces, es simple identificar al agresor, mientras que otras, el estresor se desarrolla en el inconsciente, por ejemplo, cuando despiden a un empleado en donde uno trabaja, se puede temer de ser el próximo, aunque sea una suposición sin fundamentos.

Cuando medidas simples como la meditación, el análisis y el compartir las preocupaciones con otros no disminuyen o hacen desaparecer la angustia, es tiempo de aplicar otros métodos, como técnicas de relajación, ejercicios respiratorios, técnicas imaginativas y otras. El estrés crónico o recurrente y difícil de controlar requiere psicoterapia y/o intervención farmacológica.

Cuando el sol quema, lo apropiado es resguardarse en las sombras y estar preparados para otro posible percance. Escaparse del resplandor requiere esfuerzo y energía, que podrían tener un mejor uso en buscar lugares seguros; cuando la mente protege a nuestras emociones, al hacernos entender nuestros sentimientos, podemos seguir adelante y deshacernos del estrés que nos maniata. La mejor manera de manejar el estrés es reconocer la esencia de nuestra incomodidad, aceptar los hechos como son y delinear acciones para superar el problema. Darle importancia a lo que vale la pena en la vida y tirar por la ventana lo que no lo vale es el primer paso para conseguir el equilibrio emocional.

CAPÍTULO 7

PROMESA Y TRAICIÓN
EL CAPÍTULO DE LOS MEDICAMENTOS
Las medicaciones ayudan, las medicaciones matan.

1

En los años sesenta, durante mi entrenamiento gastroenterológico, gran parte de los pacientes se quejaba de ardor de estómago, indigestión o acidez estomacal, como se llamaba a los síntomas que hoy se conocen con el nombre de "reflujo gastroesofágico" (RGE). En esa época, no contábamos con endoscopios de fibra óptica sino con instrumentos rígidos o semirrígidos, que eran tan agresivos que sólo los usábamos como un método de diagnóstico de último recurso.

En esa época, nuestro entendimiento era que los pacientes tenían un exceso de ácido clorhídrico en el estómago, lo cual causaba gastritis (inflamación de la mucosa del estómago), y lo tratábamos con antiácidos. En general, los pacientes respondían bien a este tipo de tratamiento, y entonces deducíamos, en forma equivocada, que la teoría de la hiperacidez era correcta. Décadas después comprobamos que, en realidad, los pacientes con RGE tienen una disfunción en el esfínter que separa al esófago del estómago, lo que hace que el ácido refluya hacia el esófago y produzca una irritación a ese nivel, y que la cantidad de ácido en el estómago es normal, pero al neutralizarlo se evita el daño al esófago.

Nuestro grupo estaba a la vanguardia de la investigación en la Argentina. El jefe del departamento en los Institutos Nacionales de la Salud era Marcelo Royer, un gastroenterólogo conocido mundialmente, que hizo contribuciones importantes en esa disciplina.

Él estudió a pacientes con "acidez estomacal" que no respondían al tratamiento convencional, efectuando análisis del jugo gástrico. Para nuestra sorpresa, estos pacientes tenían cantidades normales de ácido, tanto en condiciones basales como después de estimular la secreción con una comida o con estimulantes como la histamina o la pentagastrina. A los pacientes que no respondían al tratamiento con cuatro dosis de antiácidos por día, se les aumentaban las dosis hasta ocho veces por día, en general, con buenos resultados.

En otras palabras, se trataba a los pacientes por una condición que era errónea, pero con buenos resultados, aunque era muy incómodo tomar antiácidos con tanta frecuencia.

El mismo tratamiento se indicaba a pacientes con úlceras gastroduodenales. Si bien la mayoría respondía al tratamiento, un pequeño grupo necesitaba cirugía mayor, que no estaba exenta de morbilidad y mortalidad.

Nuestros conceptos sobre esofagitis, reflujo, gastritis y úlcera péptica eran erróneos, pero el tratamiento ayudaba a proteger la mucosa del tracto gastrointestinal alto.

Luego, todo cambió.

En los años sesenta, el doctor Basil Hirschowitz introdujo el endoscopio de fibras, acompañado primero con el uso de una endocámara, que tomaba una innumerable cantidad de fotografías del estómago, que se analizaban una por una. Luego, se desarrolló un sistema óptico, que permitía observar la mucosa del estómago directamente y tomar biopsias.

Esto revolucionó el campo de la gastroenterología, que se convirtió en una disciplina más precisa. Se redefinió el concepto de "reflujo gastroesofágico": la quemazón, la acidez estomacal, la indigestión y la dispepsia, en la mayor parte de los casos, se producían porque el ácido normal del estómago bañaba el esófago, debido a que el esfínter (anillo) que separaba estos dos órganos era disfuncional. El principio terapéutico, sin embargo, era el mismo: suprimir la producción de ácido lo más posible.

Aprendimos mucho sobre función y disfunción del estómago, pero el tratamiento seguía siendo poco satisfactorio. Los antiácidos, los geles y la metoclopramida (una droga que alejaba el ácido del esófago) otorgaban sólo una modesta mejoría.

En el año 1976, una nueva medicación transformó la manera en que tratábamos el RGE y las úlceras. El descubrimiento de que había dos receptores de la histamina en el estómago, el H1 y el H2, y de que, bloqueando este último, se podía reducir el ácido gástrico llevó al descubrimiento de la cimetidina (Tagamet), que fue seguido por el descubrimiento de la ranitidina (Zantac). Esta clase de medicamentos se denomina "antagonistas H2".

Estas medicaciones fueron unas de las primeras en sobrepasar la marca de los mil millones de dólares en ventas. Eran efectivas, los efectos secundarios eran mínimos y ayudaban a tratar el RGE y las úlceras gástricas y duodenales. Para nosotros, los gastroenterólogos, representaban la segunda revolución, después de la introducción de los endoscopios flexibles.

Años más tarde, ocurrió la tercera revolución. Se descubrió un nuevo medicamento: el omeprazol (Prilosec). Esta droga también suprimía el ácido, pero actuaba de manera diferente que los bloqueantes H2. Inhibía la bomba responsable de iniciar la formación de ácido, de ahí el nombre de inhibidores, de la bomba de protones. Era muy efectiva y mejor que los bloqueantes H2.

El Prilosec se convirtió en una de las medicaciones más vendidas en el mundo, y con justicia. A nuestro parecer y el de nuestros pacientes, era una droga milagrosa. Era efectiva, tenía muy pocos efectos colaterales, era segura y fácil de tomar.

Los pacientes con RGE ya no se levantaban en medio de la noche con quemazón en el estómago y regurgitación. Junto con la modificación del estilo de vida, como evitar aquellas comidas que se sabe que disminuyen la presión del esfínter gastroesofágico y dormir con la cabecera de la cama elevada, hacía que los síntomas desaparecieran. El RGE, que una vez había sido una condición intolerable e inmanejable, se convirtió en algo fácil de manejar.

Para esa época, hubo unos cambios impresionantes en el campo de la farmacología; por ejemplo, se desarrollaron agentes hipoglucémicos, que permitieron que millones de personas dejasen de usar insulina, nuevas drogas anticancerigenas revirtieron el pronóstico fatal de muchos enfermos.

La introducción de esos y otros nuevos medicamentos son muestras del rol de las compañías farmacéuticas. Desarrollar medicaciones nuevas requiere esfuerzo, creatividad, perseverancia, paciencia y dinero. Las nuevas medicinas, antes de ser lanzadas al mercado, requieren experimentación clínica muy estricta, para asegurar que no presenten problemas y que los beneficios potenciales excedan en mucho los posibles efectos colaterales. La tarea de Investigación y Desarrollo (ID) es monumental y ha beneficiado, beneficia y beneficiará a la humanidad en forma extraordinaria.

La lista de estos logros de las compañías farmacéuticas es muy extensa e impresionante.

Sin duda merecen nuestro agradecimiento, pero...

2

El incitar a usar medicamentos previene la posibilidad de utilizar alternativas para tratar las enfermedades. Un ejemplo, que se puede hacer extensivo al resto de las medicaciones, es el de los inhibidores de la bomba de protones (IBP), como el Prilosec, que también se conoce como la píldora violeta (ahora una medicación de venta libre), el Nexium, el Axid, el Zegarid, el Kapidex, el Prevacid y el Aciphex, que tienen una publicidad muy extendida y se usan en forma indiscriminada. En general, son seguros, pero no están del todo libres de efectos secundarios o interacciones indeseadas con otros medicamentos como la cumadina, la digoxina, los suplementos ferrosos, los fungicidas, el Plavix y algunas medicaciones antirretrovirales.

El RGE se debe manejar siempre, además de con medicaciones, con modificaciones del estilo de vida, que incluyen una reducción del peso, evitar comidas o hábitos que se sabe que disminuyen la presión del esfínter gastroesofágico, como el chocolate, la menta, las grasas, los cigarrillos, y dormir con la cabecera de la cama elevada. Una vez que los síntomas se controlan, se debe dejar de tomar los IBP. Pero, como es más fácil tomar una tableta que cambiar nuestra manera de hacer las cosas, las compañías farmacéuticas aprovechan para bombardear a los pacientes con avisos y comerciales de televisión y, como consecuencia, hay millones de personas que toman estas medicaciones sin necesidad, ya que podrían estar mejor con sólo modificar hábitos de vida. Este concepto se puede generalizar a un sinnúmero de medicamentos.

Cuando la patente del Prilosec estaba por expirar y volverse genérica,*

Astra-Zeneca, el fabricante, introdujo un nuevo IBP — Nexium—, que se logró mediante una leve variación de la estructura química del Prilosec. De pronto, el Prilosec se convirtió en una medicación de segunda clase. El Nexium estaba destinado a reemplazarlo porque "confería mejor protección, cicatrizaba la esofagitis más rápidamente y evitaba respuestas variables". Lo que nunca se mencionó es que esta variabilidad era mínima.

El Prilosec, cuando se volvió genérico, costaba 14 dólares y, el Nexium, (protegido por la patente), 172 dólares. ¿Es mejor el Nexium que el Prilosec y que otras drogas similares, ya sean genéricas o no? Pregúntele a cualquier gastroenterólogo, y la

---

*Una vez que vence la patente, otros laboratorios pueden copiar la droga y venderla a precio más económico. *(N. de E.)*

mayoría le dirá que cualquiera de ellos es igual de bueno, que la respuesta a la variabilidad se puede resolver aumentando la dosis o cambiando a otro genérico. No hay razón para prescribir drogas costosas, cuando hay alternativas similares disponibles. Por otro lado, si el Prilosec no es tan bueno, ¿cómo es que todavía está a la venta?

Ésta es mi experiencia personal. En los años ochenta, de golpe, y por la gracia de Astra Zeneca, me convertí en consultor gastroenterológico. Un representante de la compañía me invitó compartir mi "experta opinión acerca de una nueva medicación". Me pusieron en un avión de Los Ángeles a Nueva York, me alojaron en un hotel de primera clase y me pagaron un honorario de 1.000 dólares. Al día siguiente, junto con otros gastroenterólogos, asistí a una reunión para analizar los inhibidores de la bomba de protones y escuchar sobre uno nuevo: el Nexium. Nos dividieron en pequeños grupos, y un líder dirigió el debate.

La reunión fue muy animada, el encuentro cordial, y todos nos volvimos a casa convencidos de que teníamos una droga nueva y prometedora en nuestro arsenal terapéutico. Luego, caímos en la cuenta de que nos habían persuadido con triquiñuelas para que prescribiéramos el producto. La reunión en realidad tenía el propósito de dar a conocer el Nexium a los médicos. En esa instancia, yo no era un consultor ni un experto, pero sí un instrumento de marketing. El Prilosec y el Nexium son similares: el último tuvo resultados apenas mejores en el estudio clínico experimental, pero no en la práctica cotidiana.

Las compañías farmacéuticas tratan a los médicos en forma espléndida; al principio, hacían todo tipo de regalos y, ahora, que esta práctica está prohibida por el gobierno de Estados Unidos, han encontrado otras formas como, por ejemplo, invitar a los profesionales a restaurantes lujosos, para discutir temas médicos, discusiones que duran sólo minutos, como para no que tengan un gran impacto en el tiempo de recreación.

La práctica de introducir en el mercado drogas de acción similar es la manera que tiene la industria farmacéutica de llenar sus cofres. Marcia Angell, en su libro *La verdad acerca de las compañías farmacéuticas*, las denomina "medicación-yo-también", es decir, una versión nueva de otra vieja: con un esfuerzo mínimo, se obtiene una gran ventaja financiera, ya que cuesta muy poco desarrollar una droga a partir de otra ya establecida. Al colocarlas en la categoría de "droga nueva", consiguen una patente que dura veinte años y les permite anular a la competencia. Estas medicaciones no tiene que demostrar que son mejores, comparadas con las versiones anteriores u otras similares de otros laboratorios, sólo que son mejores que los placebos.

El Clarinex reemplazó al Claritín, pero son casi idénticos. Muchas estatinas, los antidepresivos y otros pertenecen a la categoría de la "medicación-yo-también" y generan enormes ventas.

La industria farmacéutica induce al consumo de medicamentos haciendo propaganda directa al consumidor. Como resultado, nos hemos convertido en un país de consumidores de medicamentos, más allá de nuestras necesidades, y todo esto facilitado por los médicos, que prescriben más de lo necesario.

La codicia de los fabricantes ha teñido sus importantes contribuciones. Los medicamentos curan pero también matan.

3

El dilema del colesterol

La primera estatina fue la lovastatina, aislada de un hongo. De ahí en más, hubo una eclosión de drogas similares, con el pretexto de que unas eran mejores que las otras. Hay millones de personas que toman estatinas para reducir el colesterol o el riesgo de enfermedad coronaria y su propósito es el de disminuir la formación de placa y, por consiguiente, el riesgo de infarto de miocardio. Otras investigaciones parecen indicar que este tipo de drogas disminuye el riesgo de accidentes cerebrovasculares, de enfermedad arterial periférica, de cáncer de colon, pulmón y próstata, mejora la presión arterial y reduce la formación de cataratas.

La competencia entre las compañías farmacéuticas en general es enorme, y sobre todo con las estatinas, que generan miles de millones de dólares en ventas anuales. La recompensa financiera es tan grande que hoy hay siete compañías en el mercado que batallan para ver quién se lleva el pedazo más grande de la torta. La patente de algunas ya ha caducado, y ahora la simvastatina (genérico del Zocor) se vende a 4 dólares y compite con la atorvastatina (Lipitor), cuando no era genérico, que se vende a más de 100 dólares. Uno esperaría entonces que, por ser similares, la simvastatina se vendiese más que el Lipitor, pero no es así, porque el *márketing* de esta última es tan bueno que hace soslayar el beneficio económico del Zocor.

La otra artimaña para aumentar las ventas es combinar distintas medicaciones. El Advicor es una combinación de estatina y niacina, que disminuye la lipoproteína de baja densidad; el Caduet contiene una estatina y un bloqueador cálcico, que reduce la presión arterial.

En Estados Unidos, alrededor de 36 millones de personas toman estatinas. Hay un chiste común sobre estas drogas, que dice que son tan efectivas que deberían añadirlas al agua corriente.

En 1997, Bayer introdujo la cerivastatina (Baycol) y aseguraba que era mejor que las otras. El marketing y las ventas fueron muy importantes, pero, en 2001, se sacó la droga del mercado, porque había producido varias muertes, debido a la rambdomiolisis (destrucción del tejido muscular esquelético) y falla renal secundaria.

Algunos de estos pacientes estaban también tomando Gemfibrozil, y la combinación de ambos era más letal que cada una por separado. Una revisión médica concluyó que esta medicación tenía entre dieciséis y ochenta veces más probabilidades de producir la destrucción del musculo, con sus nefastas consecuencias.

Bayer recibió demandas judiciales de parte de muchos pacientes y terminó haciendo un arreglo por 447 millones de dólares, una insignificancia para una compañía que vende 48 mil millones de dólares por año. Un artículo publicado en el 2003, en el *New York Times*, decía que los ejecutivos de la empresa estaban enterados de estos efectos secundarios tan serios e indeseados antes de que retiraran la droga del mercado y que actuaron sólo cuando no tuvieron otra opción.

La historia de las estatinas no empieza ni termina aquí, ya que hay varias cuestiones pendientes, como si es necesario tomar una medicación de por vida, con el riesgo de los efectos colaterales y el soslayar medidas alternativas para bajar el colesterol.

El tema del colesterol es confuso.

El colesterol alto no es una enfermedad; de la misma manera en que no lo es el elevado contenido de azúcar, potasio o sodio en sangre. Las enfermedades coronarias, la diabetes, las enfermedades de riñón y la deshidratación son la correlación en los que esas anormalidades pueden estar presentes. La distinción es importante porque, por ejemplo, la hiperglucemia se puede tratar con una dieta pobre en carbohidratos y modificaciones en el estilo de vida, mientras que la diabetes es una entidad definida, que requiere constante y agresiva intervención terapéutica.

Es por eso por lo que aquel a quien se le recomiende tomar drogas para el colesterol debe conocer lo siguiente:

a) ¿De cien pacientes con alta concentración de colesterol, cuántos tendrán un ataque cardíaco o un accidente cerebrovascular?

> *Respuesta:* un estudio de cien pacientes demostró que el riesgo es del 3 por ciento.

b) Los fabricantes de Lipitor afirmaron: "... en un estudio clínico numeroso, el 3 por ciento de los pacientes que tomaban un placebo tuvo ataque cardíaco, comparado con el 2 por ciento de los que tomaban Lipitor." Esto, en términos prácticos, significa que, de cien personas, en el término de 3,3 años, tres individuos que no tomasen Lipitor tendrían un ataque al corazón, comparados con los dos que lo tendrían si tomasen la droga. Entonces, la pregunta sensata es: ¿valen la pena el riesgo y los efectos colaterales que acarrean las estatinas, además del costo, para las otras noventa y siete personas?

> *Respuesta:* lo ideal sería identificar a ese paciente extra que se beneficiaría con una estatina y así evitar tratar a una enorme población para salvar una vida. Lo que deberíamos hacer es mejorar las perspectivas de los pacientes, disminuyendo el colesterol por otros medios, ya que se sabe que la modificación del estilo de vida disminuye la incidencia de enfermedad coronaria mejor que las estatinas. Esto se demostró en un estudio con dos grupos de pacientes. El primer grupo, con dieta y ejercicios y, el segundo, con estatinas. En el primer grupo, los angiogramas coronarios mostraron una regresión de las lesiones del 10,7 por ciento, y en el segundo grupo, sólo del 2,1 por ciento; un hallazgo impresionante.

c) De 100 pacientes con alta concentración total de colesterol debido a un aumento de la Lipoproteína de Alta Densidad (LAD o HDL), el llamado colesterol bueno, y la Lipoproteína de Baja Densidad (LBD o LDL), llamado colesterol malo, ¿cuántos están en riesgo de desarrollar un problema cardíaco o cerebral y deben por lo tanto tomar un medicamento para bajar el colesterol?

Respuesta: como el LAD (HDL) es protector, no hay necesidad de tratar a estos pacientes, por más que el colesterol total sea alto. El colesterol debe medirse en todos sus componentes y además se debe obtener un análisis que incluya los triglicéridos. Si el LBD (LDL) es alto, más de 160 mg/dl, y el paciente tiene riesgo de enfermedad coronaria, por ejemplo por tener una fuerte historia familiar o un ataque cardíaco previo, se debe tratar al individuo con estatinas, para disminuir la posibilidad de formación de placa. Pero, si el paciente es de bajo riesgo, hay que tratarlo sólo si no hubo éxito con otras medidas, como dieta y pérdida de peso.

d) ¿El colesterol bajo es malo para la salud?

Respuesta: el colesterol bajo es una manifestación de insuficiencia hepática o de enfermedad tiroidea o de otras condiciones. Si es producto de un tratamiento medicamentoso, hay que ajustar la dosis.

e) ¿Cómo se define el colesterol alto?

Respuesta: un nivel de colesterol por encima de los 200 mg/dl es "anormal", pero, si el predominante es el LAD y el LBD es normal, ese número resulta irrelevante.

f) ¿Cuál es el efecto de la modificación del estilo de vida (dieta, ejercicios, reducción del estrés, dejar de fumar, tratamiento contra la obesidad) en la reducción del colesterol, comparado con el de las drogas solamente?

> *Respuesta:* ésta es una pregunta crucial. Múltiples estudios demostraron que las drogas solas son mejores que las dietas solas para disminuir los ataques al corazón (24 % *versus* 30 %), aunque no necesariamente el grado de enfermedad coronaria (21 % *versus* 29 %). Hay que destacar que la dieta es un buen tratamiento. Y lo que es más: ninguno de esos estudios se acompañó con modificaciones del estilo de vida como la cesación del consumo de tabaco y alcohol y la reducción del estrés, que, si se aplicasen, podrían hacer variar esas cifras. La conclusión lógica es que, si se removiesen todos los factores de riesgo, la dieta sería tan efectiva como los medicamentos.

g) ¿Cuál es el papel de los triglicéridos?

> *Respuesta:* los triglicéridos elevados son un riesgo definitivo de enfermedad coronaria y se pueden disminuir cambiando el estilo de vida, como, por ejemplo, al reducir el peso, aumentar la actividad física, dejar de fumar o tomar alcohol, reducir el estrés, hacer una dieta baja en carbohidratos y controlar las condiciones asociadas como la diabetes y el uso de ciertas drogas como la cortisona y los estrógenos.

h) ¿Cuál es la mejor manera de prevenir un ataque al corazón?

Respuesta: hoy en día, la ciencia nos dice que la hipertensión se debe tratar en forma enérgica porque, si bien no disminuye el riesgo en un ciento por ciento, contribuye en gran medida a disminuir su incidencia; el cigarrillo está contraindicado; se debe controlar la diabetes, lo mismo que la obesidad; se debe revertir la inactividad física; y evitar las dietas aterogénicas (con grasas trans, ácidos polisaturados y alto contenido de carbohidratos), porque aumentan el LBD. Lo que no se sabe es cuántos individuos sin factores de riesgo desarrollan enfermedad coronaria más allá del nivel de colesterol. Estudios de la Universidad de Harvard y otros, como el de Dean Ornish, han demostrado que las dietas con predominio vegetariano disminuyen el índice de calcio, que es un factor pronosticador de ataques al corazón.

i) ¿¿Hay mejores marcadores de una potencial enfermedad coronaria que el colesterol?

Respuesta: hay un gran número de marcadores en el suero capaces de definir quién tiene riesgo de enfermedad del corazón y a quién se debe tratar. Sin embargo, no se aplican en la práctica cotidiana o porque son caros o porque son difíciles de medir. Estos son: las apolipoproteínas, los remanentes de lipoproteínas, las partículas pequeñas de LBD, la lipoproteína A, las subespecies de LAD y otros. Hay otros factores de riesgo no vinculados a los lípidos, como la homocisteina, la agregación plaquetaria (de ahí el efecto de la aspirina, que previene este fenómeno) y marcadores de la inflamación, como la Proteína C-Reactiva, la glucosa alterada en ayunas, el calcio coronario y el síndrome metabólico.

Pocas veces se miden estos parámetros en las personas, y esa omisión evita que se identifique a la población que sí está en riesgo.

j) ¿¿Cuáles son las causas del colesterol alto?

Respuesta: el colesterol puede estar aumentado por un consumo excesivo de grasas (hipercolesterinemia exógena) o, en ciertos individuos, se puede deber a una anormalidad metabólica que no se conoce bien (hipercolesterinemia endógena).

k) ¿Muchos profesionales que han recibido contribuciones monetarias de las compañías farmacéuticas o están vinculados con ellas son los que luego hacen recomendaciones sobre el uso de estas drogas. ¿Son entonces de confiar?

Respuesta: eso convierte a algunos médicos en sospechosos de estar incurriendo en forma consciente o inconsciente en un fraude, al enfatizar las virtudes y disminuir los efectos adversos de estas drogas.

l) ¿Hay drogas mejores para disminuir el colesterol?

Respuesta: el ácido nicotínico en dosis altas aumenta el LAD. Pero, lo interesante es que, de acuerdo con un estudio reciente, eso no se traduce en un beneficio clínico y además aumentaría el riesgo de accidente cerebral.

De la discusión precedente, queda claro que no tenemos todas las respuestas en cuanto al significado del nivel de colesterol y al uso de las estatinas, pero lo que sí es seguro es que hay millones de personas que están tomando estas drogas sin necesidad, debido al poco entendimiento que hay del paradigma del colesterol y porque se omite incluir en los estudios el tratamiento concomitante de las condiciones asociadas y lo que representan los cambios en el estilo de vida.

Tampoco se ha estudiado de manera extensiva el efecto de las plantas con estanol/esterol, como la soja, las margarinas comerciales en cantidades adecuadas, los aceites de árboles altos de pino y las fibras viscosas, como las contenidas en la avena, el psyllium, los frijoles, las frutas ricas en pectina y la disminución de la grasa animal.

Otras alternativas incluyen consumir Omega 3, presente en el pescado o en forma de cápsulas, aceite de canola y nueces inglesas. *Lo ideal sería entonces personalizar los tratamientos, ya que como vimos el hecho solo de tener colesterol elevado no significa que lo único y mejor que hacer es tomar drogas ya que hay alternativas mejores.*

En resumen

El colesterol alto no debe tomarse como un factor aislado cuando se lo vincula con la enfermedad coronaria. Es importante considerar al individuo en su totalidad: el peso, los hábitos dietéticos, si fuma, si consume alcohol, el nivel de estrés, el diámetro abdominal, las situaciones vitales, la historia familiar, las condiciones mórbidas asociadas, la educación, el sexo, la etnia y el apoyo familiar o del grupo social, entre otras.

Una vez que se tienen en cuenta estos factores, las recomendaciones deben estar dirigidas a modificar lo que es nocivo, y se debe apelar a los medicamentos como último recurso. Este enfoque se suele ignorar, porque vivimos en una cultura en la que es más fácil tomarse una píldora, cosa que fomenta la industria de los medicamentos.

Los libros *Vendiendo enfermedad: cómo las compañías far-macéuticas más grandes del mundo nos convierten a todos en pacientes*, de Ray Monihan y Alan Cassels, y *La verdad acerca de las compañías farmacéuticas, cómo nos engañan y qué hacer para remediarlo*, de Marcia Angell, exeditora del New England Journal Of Medicine, revelan cómo opera la industria farmacéutica, exponen las prácticas retorcidas, la influencia que tienen las compañías en el Congreso a través de sus agentes,* la relación con la agencia gubernamental de Drogas y Alimentos (la FDA), los enredos y las actividades que de una manera u otra causan daños y hasta la muerte.

Una de las prácticas más devastadoras es la propaganda directa al público, y se da en Estados Unidos y Nueva Zelanda. A los médicos les resulta más fácil escribir una receta que pasar tiempo con los pacientes para conocer su situación de vida y así poder aconsejarlos acerca de la mejor opción posible para tratar o prevenir enfermedades. Por último: todos debemos asumir la responsabilidad de hacer lo que es correcto para nuestra salud.

4

Novartis retiró voluntariamente del mercado el Zelnorm (para el tratamiento del colon irritable) por que causaba angina de pecho, ataques al corazón, accidentes cerebrovasculares, hemorragia rectal y dolor abdominal, pero no antes de que la campaña masiva que había hecho para vender el producto le redituase miles de millones de dólares. En el ínterin murieron varias personas.

En 1985, la FDA aprobó el Seldane, el primer antihistamíni-co para aliviar alergias que no producía mareos, un gran avan-

---

*Los llamados *lobbyists*, individuos a quienes les pagan las corporaciones para influir las decisiones de los representantes del Congreso, práctica que es legal. *(N. de E.)*

ce, porque los otros, si bien aliviaban los síntomas, producían somnolencia. Años después, se sacó la droga del mercado porque causaba arritmias cardíacas fatales cuando se la combinaba con otras medicaciones que retardaban su eliminación del cuerpo y en pacientes con enfermedades del hígado.

El Vioxx era una nueva clase de medicación antiartrítica, que se introdujo en el mercado en 1999, con ventas anuales de miles de millones de dólares, pero que se retiró del mercado en septiembre de 2004 porque aumentaba cuatro veces el riesgo de infarto de miocardio.

Varios pacientes o sus familiares iniciaron acciones legales en contra de Merck, el fabricante, que hasta ahora lleva pagados mil millones de dólares en concepto de compensación. La esencia del litigio era la defraudación maliciosa. Merck, luego de una investigación, dijo que, aunque se había actuado con honestidad, el equipo de ventas había exagerado la seguridad de la droga y omitido información valiosa acerca de los peligros de ésta. El *New England Journal of Medicine* había publicado un artículo sobre el Vioxx en el que no se destacaron los efectos perniciosos, lo cual a posteriori causó una controversia con los autores.

El Cipro, un antibiótico muy publicitado, se les administró a trabajadores postales como preventivo ante un posible ataque terrorista con ántrax. Bayer, el fabricante, luego tuvo que enfrentar un juicio porque esta droga causaba tendinitis, ruptura de tendón, ansiedad y depresión.

Hace poco, fui a visitar a un amigo que tuvo una colecistectomía por una colecistitis aguda. Cuando le dieron de alta, le indicaron que tomase Levaquin, un antibiótico similar al Cipro. Me llamó la atención que tuviera un yeso en la pierna, a la altura del tobillo. Me contó que, varios días después de la operación, había experimentado un dolor intenso en el pie izquierdo debido a la rotura del tendón de Aquiles, que, como se descubrió luego, había sido provocada por el Levaquin. El médico y el farmacéutico nunca le informaron acerca del potencial problema que este antibiótico podría causar. Esto enfatiza los inconvenientes que pueden traer las medicaciones y cómo se soslayan las alternativas con otros remedios efectivos pero más inocuos.

Medicaciones como Zyprexa (esquizofrenia y trastornos bipolares), Serzone (depresión), Prempro (menopausia), Rezulín (diabetes), Fosamax (osteoporosis), Meridia (obesidad) y Ketek (antibiótico) tienen efectos colaterales muy importantes, a pesar de lo cual todavía están a la venta, porque a los fabricantes les es más conveniente pagar una multa que retirarlas del mercado.

El PhenPen (pérdida de peso), el Bextra (antiartrítico), el Celebrex (antiartrítico), el Redux (obesidad), el Propulsid (dispepsia) y la Efedra (estimulante) han sido prohibidos, pero no sin antes haber dañado o matado a numerosos pacientes.

Las osteoporosis es una condición que afecta tanto a hombres como a mujeres. El tratamiento medicamentoso convencional incluye el Fosamax y otros similares. Estas drogas tienen efectos secundarios severos, como la necrosis de la mandíbula, que puede llegar a ser irreversible, y un aumento en la incidencia de fracturas de fémur después de cinco años de su administración.

¿Qué hacer entonces con estos pacientes? Como con la enorme mayoría de las enfermedades, lo mejor es la prevención.

La alternativa para disminuir el impacto de la osteoporosis es la prevención: a través de ejercicios de resistencia para fortalecer los músculos de soporte, que disminuyen el estrés del hueso y la frecuencia de caídas; evitar medicaciones que privan al hueso de sus componentes minerales, como los anticonvulsivos, el Femara (que se usa para disminuir el riesgo del cáncer de mama), los bloqueadores de estrógeno (como los que se usan para la endometriosis y la prevención del embarazo, la dismenorrea y el dolor pelviano), la cortisona, los agonistas de las hormonas que liberan gonadotrofinas (que se usan contra el cáncer de próstata y el de mama), la heparina, los inmunosupresores (como la ciclosporina), el Nexium, el Prilosec y otros inhibidores de la bomba de protones (que se recomiendan para la acidez, las úlceras y el reflujo gastroesofágico), los inhibidores de la serotonina (que se indican en casos de ansiedad, depresión y desórdenes obsesivos-compulsivos) y Actos y Avandia (remedios para la diabetes).

Otras medidas preventivas incluyen el tratamiento de condiciones asociadas, como la diabetes, las enfermedades cardíacas y la artritis reumatoidea. Los médicos suelen soslayar todo lo antes mencionado porque la concepción mental que tienen, perpetuada por el bombardeo comercial de los laboratorios, es simple: osteoporosis=Fosamax, sin tener en cuenta los factores arriba mencionados.

Ésta es una pequeñísima muestra de por qué se cometen *1,3 millones errores farmacéuticos anuales*, en Estados Unidos, donde se escriben tres mil millones de recetas, que comprenden desde daños menores hasta cien mil casos fatales. Este problema está aumentado por el consumo exagerado de medicamentos, inducido por la publicidad masiva de los laboratorios y los malos hábitos de los médicos de prescribir remedios, en lugar de poner el énfasis en medidas alternativas.

La FDA, en Estados Unidos, tiene la obligación de controlar que los medicamentos y los instrumentos médicos sean seguros y efectivos y, sin embargo, muchas veces, drogas y equipos que han sido aprobados para su uso terminan siendo dañinos o fatales.

Las medicinas se deben tomar sólo cuando se las necesita, hay que usarlas con cautela e interrumpir la toma apenas se hubiese conseguido el propósito terapéutico, premisas que son a menudo socavadas. Lo que nos lleva a la siguiente historia.

5

Primera escena: Un individuo recibe quimioterapia para tratar un cáncer, a consecuencia de lo cual se siente sin fuerzas para poder atender el hostal de cama y desayuno, que regentea con su esposa. Segunda escena: Le solicita a su médico que le prescriba Procrit.

Siguiente escena: El paciente se siente mejor, con más vitalidad y se lo observa mientras recibe a los huéspedes con una gran sonrisa.

Otro comercial visto por televisión para el mismo producto.

Primera escena: Un subastador de antigüedades recibe tratamiento para su cáncer, se siente cansado y abrumado. Está preocupado por no poder asistir a un próximo remate. Siguiente escena: Su médico le receta Procrit, luego de lo cual se lo ve recuperado y feliz, lo que le hace posible volver al trabajo.

"El Procrit es seguro, sólo puede producir diarrea y edema en...", anuncia una voz fuera de escena, en esos dos comerciales, que se han mostrado cientos de veces, por diferentes canales de televisión.

El Procrit es una droga que estimula la eritropoyesis (AEE). Cuando se la utiliza en forma correcta es efectiva para estimular la producción de glóbulos rojos por parte de la medula ósea. Se la utiliza para corregir anemias sin transfusiones, cuando el recuento de glóbulos rojos alcanza niveles bajos críticos, y cuando la anemia no se puede tratar de otra manera. Se debe usar con extrema cautela, porque su uso indebido en pacientes con anemia temporal (como es el caso de la quimioterapia) ha producido consecuencias fatales, como infarto de miocardio, accidentes cerebrovasculares, insuficiencia cardíaca congestiva y trombosis en el área de acceso para hemodiálisis, como se observó en un estudio prospectivo de 265 pacientes.

En un estudio con otro AEE, la Eritropoyetina Alfa, hecho con 939 mujeres con cáncer metastatico que estaban recibiendo quimioterapia, se comprobó un aumento significativo de la mortalidad a los cuatro meses (el 8,7 % en las que recibían Eritropoyetina *versus* el 3,4 % en las que recibían el placebo) y un aumento de eventos trombóticos, incluso la trombosis venosa profunda, que puede ser fatal, por lo cual terminaron el estudio en forma prematura. Lo mismo se observó en pacientes con cirugía ortopédica que recibieron la droga.

En un estudio randomizado de pacientes a los que se les efectuó cirugía coronaria, de 126 pacientes que recibieron Procrit, 7 murieron, mientras que en el grupo control, de 56 pacientes, todos sobrevivieron.

Pacientes con cáncer de cuello y cabeza tratados con radiación, con cáncer de mama metastizado que recibieron quimioterapia, con cáncer de pulmón de células no pequeñas y con otros tipos de cáncer , que recibían radioterapia o quimioterapia, mostraron progresión del tumor o muerte prematura, luego de que se los tratara con AEE.

La disminución de la sobrevida se observó en cuatro estudios clínicos y la disminución de la sobrevida libre de tumor en otros tres.

En otro estudio se notó aplasia de los eritrocitos (incapacidad de la médula ósea para producir estas células), es decir, el efecto contrario al esperado. Otro de los efectos indeseados es la aparición de convulsiones en enfermos renales.

Los agentes estimulantes de la eritropoyesis han sido un avance en el campo médico, por ejemplo en pacientes en hemodiálisis o con sida o ciertos tipos de cáncer, que necesitaron menos transfusiones, pero la publicidad directa al consumidor ha promovido un exceso de la utilización y muertes prematuras.

Esto no se puede dejar de repetir una y otra vez, porque el consumo de medicamentos ha aumentado en un 30 por ciento desde que se empezó con las campañas publicitarias, que tienen ramificaciones perniciosas, sin mencionar el costo asociado. El dinero que se gasta en publicidad sería mejor invertirlo en educación y prevención. El *Wall Street Journal* mencionó en un artículo que los médicos que habían asistido a una cena patrocinada por los fabricantes de Vioxx escribieron cuatro veces más recetas de esta droga que sus colegas.

Las compañías farmacéuticas justifican los avisos comerciales como una forma de educar al público sobre la existencia y las bondades de ciertos medicamentos, un subterfugio insensato. Lo único que se logra es vender más y convertir a algunos en enfermos crónicos o inválidos o matarlos, con la complicidad inadvertida de los profesionales de la salud.

A los médicos nos agasajan con cenas y regalos, nos invitan a lugares exóticos, nos pagan honorarios como "consultores" o viajes a congresos, que es la manera de hacernos prescribir sus productos. La cornucopia de atenciones es difícil de resistir. La mayoría de los médicos creen de verdad en su incorruptibilidad, sin darse cuenta de cómo todo eso afecta de manera subliminal la práctica de prescribir.

Las compañías farmacéuticas emplean representantes jóvenes y de aspecto atractivo para enganchar a los médicos. Carl Elliot, en un artículo que escribió para *The Atlantic Monthly*, en abril de 2006, titulado "Los proveedores de drogas", hizo una pregunta muy provocativa: los médicos ¿son los nuevos representantes de las compañías farmacéuticas? Y allí comentó que algunos representantes de los laboratorios llaman a los médicos "agentes de prostitución", porque han envilecido su profesión al actuar como mercaderes de medicamentos.

James Reidy, un representante de Pfizer Inc. y Eli Lilly, fue despedido luego de que escribiera un libro acerca de sus experiencias, donde decía, entre otras cosas, que "las compañías farmacéuticas seducen a los médicos con recompensas financieras, que muchas veces comienzan con un viaje pagado para que se enteren de un nuevo medicamento".

El doctor Richard Grimm, del Centro Berman para la Investigación Clínica, en Minneapolis, que ganó 798.000 dólares en ocho años, en diferentes compañías farmacéuticas, aseveró:

"La industria farmacéutica es como los leones. Para los leones está en su naturaleza matar cebras y comérselas. Para la industria de los medicamentos, hacer dinero está en su naturaleza. No están tratando de mejorar la salud de la gente sino de hacer dinero" (*The New York Times*, 21 de marzo de 2007).

El esfuerzo de la Asociación de Medicina estadounidense y de otras agencias del Gobierno ha logrado imponer nuevas regulaciones, que son fáciles de ignorar para las grandes corporaciones farmacéuticas, que adoptan nuevas estrategias para soslayarlas.

6

De acuerdo con un estudio clínico extenso del grupo de tratamiento de la hipertensión y los lípidos para prevenir ataques cardíacos (ALLHAT), la hipertensión se debe tratar primero con una modificación del estilo de vida y el uso de diuréticos tiazidicos (que cuestan 13 centavos por día). Los médicos suelen ignorar esta primera línea de acción y privan así a los pacientes de una medida barata y efectiva.

En contraste, el Norvasc, un bloqueante de los canales cálcicos, es menos efectivo y cuesta 2,73 dólares por píldora.

Las recomendaciones de ese panel se olvidaron con rapidez, porque los fabricantes de antihipertensivos con patentes vigentes respondieron con un redoble de los esfuerzos de marketing y con un intento de desacreditar esos resultados.

Los estudios de comparación de la efectividad son esenciales para determinar la mejor alternativa terapéutica. Ése fue el objetivo de las pruebas conducidas por ALLHAT. Ellos compararon un diurético (clortalidona), un inhibidor ACE (conversión enzimática de la angiotensina), un bloqueador de los canales de calcio (amlodipina) y un bloqueador alfa (doxazocina). Los resultados fueron dramáticos: el diurético, que era más barato, era mejor como tratamiento que los demás y, aún más, la onerosa doxazocina, que se había usado durante tanto tiempo para tratar la hipertensión, fue eliminada del estudio porque causaba insuficiencia cardíaca.

Si se aplicasen los resultados del ALLHAT, que fue organizado por el gobierno federal, se podrían ahorrar millones de dólares, pero esto no ocurre por los persistentes e insidiosos esfuerzos de la industria farmacéutica, que tiene injerencia en la manera en que los médicos practican la medicina.

Tomar medidas educativas, aplicar estándares, demandar una adhesión estricta a los protocolos, instituir la revisión por los pares y permitir la intervención de organizaciones de la salud son las maneras por las cuales se podría contrarrestar la influencia de los fabricantes de medicamentos y así lograr que los pacientes reciban el mejor tratamiento, basado en la ciencia y no en el *márketing*.

Menos cantidad de medicación significa menos efectos secundarios, menos dependencia de las drogas, menos gastos y un cambio fundamental de una cultura basada en medicamentos a otra basada en confiar en el individuo, que puede lograr el bienestar cambiando sus prácticas de vida.*

7

La medicalización de los hábitos de vida es uno de los credos artificiales inventados por la industria farmacéutica. De pronto, la aflicción causada por la muerte de un ser querido se transforma en una condición que requiere medicación antidepresiva; el desinterés ocasional por el acto sexual al tener otras preocupaciones, como dificultades en el trabajo, problemas

---

*Estudios muy recientes mostraron que un bloqueador cálcico y un inhibidor ACE son la terapéutica más efectiva para tratar la hipertensión, lo que otra vez demuestra que lo que hoy se considera una realidad científica puede mañana considerarse un error. *(N. de E.)*

financieros, problemas en sus relaciones personales o alguna otra situación adversa, se cataloga como impotencia sexual, que hace necesario el uso de Viagra u otros similares; las dificultades sexuales de la mujer por razones de vida y no biológicas han llevado a crear un nuevo síndrome, la Disfunción Sexual Femenina (DSF), una condición que se puede "curar" con un parche de testosterona, que hoy vende mil millones de dólares anuales.

La concepción de enfermedades que no existen ignora la complejidad de las situaciones de vida, en donde no sólo intervienen aspectos biológicos sino psicológicos, situacionales, culturales, ambientales y existenciales. Manifestaciones propias de la edad, como la osteoporosis, la disminución de las fuerzas , las arrugas de la piel, la panza exagerada, la presión arterial, los niveles de colesterol y los problemas para dormir, han sido medicalizadas al punto en que hoy se las considera entidades médicas definidas y entonces, como otras, deben ser tratadas con medicación, sin tener en cuenta mejores alternativas, como, por ejemplo, en el caso de la osteoporosis, el ejercitarse en forma vigorosa, el hacer una dieta rica en vitamina D y calcio y la exposición al sol.

El insomnio que se trata con píldoras, en lugar de técnicas de reducción del estrés, es otro ejemplo del uso exagerado de medicamentos. Bayer ahora está explotando el hecho de que algunos se despiertan cansados y ha inundado los medios de comunicación con propagandas sobre Bayer AM, un nuevo medicamento que contiene cafeína y aspirina. La aspirina puede causar hemorragia digestiva y la cafeína arritmias cardíacas.

Inventar nuevas enfermedades trae un enorme beneficio económico a las compañías farmacéuticas, que demuestran una gran indiferencia por la seguridad de los individuos. Crean una civilización de consumidores de drogas legales, que son tan perniciosas cuando están mal indicadas como las drogas ilegales. Para ser más claros: los medicamentos ayudan, los medicamentos matan.

8

Robert Boyle, quien vivió en el siglo XVII, es considerado el padre de la Química porque fue quien trató de desentrañar la naturaleza y composición de la materia. Fue un alquimista que quiso convertir metales en oro. La antigua medicina con hierbas dio paso a la medicina moderna cuando se comenzó a utilizar los nuevos principios de la química y la física. La belladona era una hierba primordial, ya que contiene una sustancia que ahora se sintetiza con facilidad en el laboratorio y es el ingrediente activo en muchos medicamentos. Contiene alcaloides, como la atropina, la escopolamina y la hiosciamina, y tiene propiedades terapéuticas y cosméticas. "Belladona" literalmente significa "mujer bella", porque se usaba para dilatar las pupilas de los ojos y conferir a las mujeres una apariencia primorosa y atractiva.

La efedra, que se comenzó a usar en China hace unos cinco mil años, es una planta que contiene efedrina y seudoefedrina, que tienen un extenso uso en medicina como son la morfina, la aspirina y el digital. Éstas y otras han enriquecido nuestra farmacopea.

El 25 por ciento de los medicamentos que se usan hoy día son derivados de las plantas, lo cual explica por qué en muchas culturas el herbalismo es una modalidad terapéutica.

En las sociedades primitivas, eran los curanderos de las tribus quienes usaban hierbas y actos de exorcismo para curar todo tipo de enfermedades. El "empacho", una enfermedad que es parte del folklore de muchas sociedades, se caracteriza por cólicos abdominales, náuseas y vómitos en niños. Muchos médicos en la Argentina hemos observado cómo algunos pediatras, al no poder ofrecer alivio a esos pacientes, aconsejaban a los padres llamar a un "curandero". Éste tiraba de la piel de la espalda con sus manos y efectuaba otras maniobras y resolvía en minutos lo que parecía una situación inmanejable. Eso demuestra que todavía hay mucho que los médicos no sabemos.

El herbalismo es una disciplina practicada por médicos honestos y otras personas calificadas como naturalistas, pero, en general, es un terreno poblado de charlatanes y de personas sin escrúpulos que administran o venden hierbas que no han demostrado su efectividad ni en humanos ni en animales de experimentación. El Centro Nacional de Medicina Complementaria y Alternativa (CNMCA), una agencia del gobierno que se creó en 1992, tiene como finalidad estudiar la efectividad, el uso y las contraindicaciones de plantas y hierbas.

Se venden miles de millones de dólares en remedios basados en plantas, que no necesitan aprobación de ninguna agencia del gobierno, siempre y cuando no se los venda con el rubro de terapéutico. En los Estados Unidos, hay más de cincuenta mil de estos productos. En la edición de septiembre de 2010, la revista *Consumers Report* publicó una lista de doce hierbas que son muy peligrosas. Éstas son: aconita, naranja amarga, chaparral, plata coloidal, coltsfoot, comprey, country mallow, germanium, cellandina grande, cava y yohimbe, que afectan al corazón, los riñones, el hígado y el cerebro. Específicamente, la naranja amarga, la lobelia, la aconita y la yohimbe han provocado la muerte de varias personas.

Las hierbas que ejercen un efecto placebo crean la ilusión de bienestar. Algunos preparados tienen esteroides, sildenafil (Viagra), supresores del apetito y otros productos que son agregados en forma oculta, con la intención de hacer efectivas las hierbas inactivas, una práctica ilegal y peligrosa, que puede llegar a ser letal.

El aceite de pescado, el psyllium, el arándano, los lactobacillus, el Pygeum y SAMe han demostrado que previenen, pero no curan, ciertas condiciones. Sin embargo, el 95 por ciento de las hierbas o medicinas naturales, como se las denomina, son inactivas, costosas y además tienen efectos secundarios.

Las multivitaminas generan miles de millones en ventas, aunque son innecesarias, ya que los requerimientos diarios los proveen los alimentos como las frutas y los vegetales, que además tienen fibra y fitoquímicos.

Sólo aquellos con deficiencias nutricias, dietas restringidas, enfermedades crónicas, mujeres embarazadas o que están lactando necesitan estos suplementos.

La famosa uña de gato, una hierba que crece en el Amazonas, se ha usado para el tratamiento del Alzheimer, el cáncer, el sida, prevenir el aborto o el embarazo, mejorar el sistema inmunitario, prevenir la arteritis y mejorar los riñones. Nada de esto es válido, como el CNMCA ha comprobado en varios estudios. Su popularidad se explica porque proviene del Amazonas, lo cual sugiriere que debe ser bueno y seguro.

Otra hierba popular es la hierba de San Juan, que se usa para tratar desórdenes mentales, como la depresión. Ésta se administra en infusión, como un té, o en tabletas concentradas. Un estudio del CNMCA no demostró que tuviera ningún beneficio, cuando se la comparó con un placebo.

Otras hierbas usadas para aliviar la náusea de los pacientes en quimioterapia, aliviar la colitis ulcerosa, controlar el proceso de descalcificación de la osteoporosis, detener el avance del sida, mejorar la función hepática, controlar las enfermedades degenerativas y otorgar paliación a enfermos terminales tampoco han tenido éxito en su cometido y además muchas, al igual que algunas medicinas convencionales, tampoco están exentas de efectos colaterales significativos.

En el caso de la osteoporosis, se han buscado alternativas terapéuticas que no impliquen riesgo, por lo cual se han utilizado hojas de amaranto, tabletas de ajo, perejil, diente de león (una hierba de flores amarillas brillantes), pero ninguna de ellas ha demostrado ser efectiva.

Unas hierbas de uso extendido son la glucosamina y la condroitina, que contienen MSM (metilsulfometano). En cinco estudios diferentes, llevados a cabo en dieciséis centros reumatológicos, en los Estados Unidos, y coordinados por la Universidad de Utah, hechos con 1.583 pacientes, divididos en grupos que recibieron estos productos o celecoxib (una medicación antiartrítica) y placebo, se comprobó lo siguiente:

El celecoxib fue más efectivo al momento de aliviar el dolor que el placebo (60 % *versus* 20 %, respectivamente).

No hubo diferencia entre la glucosamina y el placebo, con excepción de un grupo de participantes que tenía dolor de moderado a severo (79 % *versus* 54 %), pero ese grupo era muy pequeño, y los resultados no son definitivos.

En otros estudios (hechos por la Clínica Mayo y la Universidad de Pittsburgh), no hubo diferencias en estos grupos, en cuanto a la disminución de la pérdida de cartílago de la rodilla.

Pero, a pesar de la falta de evidencia de la efectividad de la glucosamina y la condroitina, se consumen por millones.

9

Los antioxidantes son sustancias que protegen las células del daño causado por los radicales libres (moléculas inestables, producto del proceso de oxidación durante el metabolismo normal). Los radicales libres podrían tener un papel en el cáncer, las enfermedades del corazón, los accidentes cerebrovasculares y otras enfermedades relacionadas con el envejecimiento. Los antioxidantes se pueden encontrar en los alimentos que contienen beta-caroteno, licopenos, vitamina A, C y E y otros.

Varios estudios han mostrado que los antioxidantes pueden enlentecer la progresión del cáncer o prevenir su aparición en animales, aunque los estudios controlados y randomizados en seres humanos llegaron a conclusiones inconsistentes. En el estudio de la prevención del cáncer de estómago hecho en China, en 1993, el resultado fue aleatorio en los que tomaban beta caroteno, vitamina E y selenio, mientras que en otros dos estudios, los pacientes que tomaban beta caroteno y vitamina A tuvieron un aumento en la incidencia del cáncer de pulmón.

Hay muchos alimentos ricos en antioxidantes:

- El beta-caroteno se encuentra en naranjas, batatas, zanahorias, melones, damascos, zapallo, calabazas, espinaca, mangos y hojas verdes.
- La luteína, que está asociada a una visión saludable, es abundante en vegetales de hojas verdes.
- El licopeno, un potente antioxidante, se encuentra en tomates, sandías, guabas, papaya, damascos, pomelo rosado y naranjas de sangre (una variedad de color rojo intenso y jugo color borgoña).
- El selenio (un mineral, no un nutriente) es un componente de las enzimas antioxidantes y está presente en el trigo, la carne, las nueces brasileras y el arroz;
- La vitamina A se encuentra en el hígado, las zanahorias, la leche, las batatas, la yema de huevo y el queso mozzarella;
- La vitamina E, también conocida como tocoferol, se encuentra en las almendras, en varios aceites, que incluyen el germen, el cártamo, el maíz, la soya, y también en mangos, nueces y brócoli, entre otros.
- El tabaco, la radiación y la exposición a otros factores ambientales pueden conducir a la formación de radicales libres. Cuando una molécula se carga eléctricamente o se "radicaliza", trata de sustraer electrones de otras moléculas y causa así un daño al ADN y a otras moléculas. Con el tiempo, esos cambios se pueden volver irreversibles y conducir a enfermedades como el cáncer. Los antioxidantes se describen como "barredores" de radicales libres, porque neutralizan las cargas eléctricas y previenen que se apoderen de otras moléculas.

No se sabe todavía con certeza si el té verde puede prevenir enfermedades cardíacas, ni si el chocolate amargo o semiamargo puede controlar la hipertensión y mejorar la respuesta a la insulina, ni si el jengibre y la cúrcuma pueden aliviar la inflamación asociada a la artritis y al asma.

Los antioxidantes se pueden conseguir en forma medicinal, pero si es mejor obtenerlos de las frutas y las verduras, porque éstas contienen fibra y otros ingredientes beneficiosos.

10

En resumen

Estamos acostumbrados a depender de medicamentos, hierbas o suplementos para tratar todo tipo de afecciones. Las medicaciones efectivas casi siempre tienen efectos secundarios. No cabe la menor duda de que las medicaciones salvan millones de vidas, pero los errores de prescripción y otros tratamientos matan a alrededor de cien mil personas todos los años, en los Estados Unidos. Algunas de estas muertes son consecuencia de circunstancias que no se pueden anticipar o de drogas que se administran a pesar de los riesgos potenciales.

Muchas veces, sin embargo, los medicamentos se administran sin considerar los efectos colaterales o cuando todavía no hay pruebas suficientes en cuanto a su idoneidad. La globalización de la industria farmacéutica ha creado diferentes vías para evitar el escrutinio de las drogas presentando resultados de pruebas clínicas espurias y sin controles adecuados, efectuadas en diferentes países, a consecuencia de lo cual mucha gente se enferma o muere.

Hay un nuevo grupo de compañías que efectúa estudios clínicos para recolectar datos sobre ciertos medicamentos. Por ejemplo, efectuando endoscopias de estómago para establecer la efectividad de medicaciones ya establecidas. Los médicos que efectúan estos estudios reciben un honorario por cada paciente. En principio, no parecería que hubiese nada inapropiado en la conducción de estos estudios, ya que tanto la instrumentación como la droga son seguras.

El problema reside en que, en estos protocolos de investigación, los médicos desconocen cómo se manejan los resultados, quiénes son los responsables de recolectar y analizar los datos y quiénes son los responsables de la operación completa, por lo que se convierten en peones de una confabulación que podría defraudar al público.

Las compañías farmacéuticas tienen como prioridad ser redituables y muchas veces fallan al momento de proveer la seguridad y la efectividad que cualquier droga requiere.

Avandia es una medicación antidiabética que tiene muchos años de uso y se convirtió en una de las medicaciones que ha dado más ganancias, y ha generado miles de millones de dólares en ventas. La FDA estimó que había causado 83.000 ataques al corazón en ocho años y, como resultado está prohibida en Europa, pero no en los Estados Unidos. Su fabricante, Glaxo, dejó de publicitarla y llegó a un arreglo con once mil litigantes, para evitar ir a juicio, pero la sigue vendiendo, a pesar de que existen otras alternativas mejores para tratar la diabetes.

La publicidad directa al consumidor es responsable de inducir a la gente a consumir una cantidad excesiva de medicamentos y crear una cultura de promotores y consumidores de drogas, lo cual ha mutilado, cercenado o matado a muchos.

Muchos de los lectores podrán creer que la descripción que he hecho de la práctica de la industria farmacéutica hace referencia sólo a incidentes aislados y que yo y otros describimos estos hechos para dar impulso a una agenda ideológica en contra del mundo corporativo. Eso no es así. Al contrario, una sociedad capitalista, regulada por el Estado, incorruptible, que tenga el interés de la gente como prioridad y que resista el usufructo a toda costa es lo ideal para una sociedad libre.

Como corroboración de los conceptos anteriores, el siguiente es un resumen de un artículo publicado en el *New York Times*, el 27 de octubre de 2010:

> GlaxoSmithKline, el gigante fabricante de drogas británico, ha aceptado pagar 750 millones de dólares para resolver una disputa en lo penal y en lo civil, con respecto a los cargos de que la compañía habría vendido durante años, y a sabiendas, aceite para bebés contaminado, antidepresivos inefectivos y veinte drogas de dudosa seguridad, hechas en Puerto Rico. Pfizer, 2,3 mil millones de dólares en multas relacionadas con Bextra, Geodon, Zyvox, Lyrica y otras nueve medicaciones; Eli Lilly, 1,4 mil millones por Zyprexa; AstraZeneca, 520 millones por Seroquel; Bristol Myers Squibb, 515 millones por Abilify, por prácticas ilegales *de márketing*.

Es indiscutible que las compañías deshonestas y los individuos inescrupulosos, bajo el pretexto del libre comercio y la libertad de expresión, venden productos insalubres para su beneficio económico, con completo desdén por la seguridad y el bienestar del público.

Capítulo 8

ANTES DE LA TORMENTA
PREVENCIÓN

"Mejor prevenir que curar."

Desiderio Erasmus

1

El camino que lleva hacia la salud no es sólo tener una conducta equilibrada, que apunte a un estilo de vida sensato, comer bien, hacer ejercicios y evitar el estrés.

Conozco a un individuo que, a los 56 años, tenía hábitos dietéticos normales, su peso era normal y jugaba al tenis una o dos veces por semana. Un domingo, en horas tempranas de la mañana, mientras dormía, empezó a retorcerse en la cama y a jadear. La esposa creyó que estaba roncando fuerte, trató de despertarlo sin éxito y, al darse cuenta de que estaba dejando de respirar, trató de hacer una improvisada resucitación y llamó al 911...

En dos minutos, los paramédicos de la ciudad de San Marino, California, llegaron a la casa. Lo conectaron a un desfibrilador, le efectuaron una descarga eléctrica y lo trasladaron al hospital, que quedaba a 3 kilómetros. En la sala de emergencias se lo intubó, se lo colocó en un respirador y se le administraron líquidos endovenosos. Se había alertado a un cardiólogo acerca de la llegada del paciente; después de estabilizarlo, éste lo llevó al laboratorio cardiovascular, donde le efectuó un angiograma, que reveló una estrechez de la coronaria circunfleja izquierda.

La obstrucción se destapó con una angioplastia (inflando un balón en el área de la estrechez, en ese entonces no se aplicaban *stents*), y luego se lo trasladó a la unidad coronaria, donde estuvo tres días. Su familia esperaba con ansiedad que se despertase, para poder saber si la falta de oxígeno que había tenido durante el paro cardíaco había producido alguna alteración mental o física. Como es costumbre, mientras estuvo intubado, se lo mantuvo sedado, lo que no había permitido hacer una evaluación completa. Finalmente, al cuarto día, se despertó con el intelecto y la función motora intactos. La familia y los amigos no podían creer que David, ése era su nombre, que era la imagen de la salud, hubiese tenido un ataque al corazón.

Conozco a ese paciente muy bien. Era yo.

Después de la recuperación, se me sometió a una evaluación completa. Antes de ese episodio, nunca había visitado a un médico. En ocasiones, me tomaba la presión en mi consultorio, que a veces estaba levemente elevada. Mi colesterol era normal.

El cardiólogo me explicó que había sufrido un pequeño infarto de miocardio, que había precipitado el paro cardíaco. Mi colesterol era de 168 miligramos, un nivel normal, pero la lipoproteína de baja densidad estaba alta, un factor que, se sabe, favorece la formación de placa en las coronarias. El doctor Joe Heger, el cardiólogo, me preguntó acerca de mi historia familiar; le expliqué que mi padre murió a los 37 años de un ataque al corazón y que otros tíos y tías tenían historia de enfermedad cardíaca. Me miró fijamente, no dijo nada, no tenía por qué, pero pude leer el reproche en sus ojos.

Me indicaron una medicación antihipertensiva, una aspirina infantil y, aunque mi colesterol era normal, me recetaron Simvastatin, con la idea de disminuir la formación de placas en las coronarias. Durante los últimos veinte años, me he sometido a exámenes periódicos, con buenos resultados.

¿Se podría haber evitado mi paro cardíaco? La respuesta es un rotundo sí. Cualquier persona con historia familiar de problemas de corazón debe someterse a exámenes periódicos, que consisten en un examen físico, un electrocardiograma, ciertos análisis de laboratorio, que incluyan un panel de lípidos y la proteína C-Reactiva, y una ergometría, como mínimo.

En mi caso, los resultados hubiesen demostrado una relación proteínas de baja/alta densidad anormal y, en la prueba de esfuerzo, signos de baja perfusión a cierto nivel de esfuerzo físico. Luego de esto, un tratamiento ad hoc hubiese podido prevenir el evento coronario. Eso podría haber evitado el malestar que le causé a mi familia y el sufrimiento y la pesadumbre que yo mismo experimenté.

En los Estados Unidos, hay casi 340.000 casos de paro cardíaco cada año, y sólo sobrevive el 15 por ciento. Estos números tan sombríos se podrían revertir con sólo adherirse a los conceptos de prevención y diagnóstico precoz, una noción que se aplica en este caso y en muchísimas otras enfermedades.

Mi omisión podría haberme costado la vida y provocado la devastación de mi familia. El seguro médico pagó los altos costos del incidente, pero la carga económica fue compartida con el resto de la sociedad.

Lo que me lleva al núcleo de este capítulo... Pocos son los que se comprometen en forma activa o rutinaria con un programa de prevención médica, lo cual es una situación increíble. La mayoría de nosotros mantiene el automóvil en buenas condiciones de manejo, la casa en condición habitable y, sin embargo, no nos suscribimos a un plan para sentirnos fuertes y saludables.

La declinación física y mental prematura se puede demorar o detener tomando medidas preventivas que requieren poco dinero pero un cierto esfuerzo personal.

2

*La medicina preventiva se divide en primaria, secundaria
y terciaria*

La prevención primaria se refiere a reducir los factores de riesgo antes de que aparezcan y puedan afectar la integridad del cuerpo y a enlentecer el inexorable proceso de envejecimiento. Si bien nuestro mapa genético es un factor que determina el destino que nos espera en el terreno de la salud, es también verdad que, dentro de ciertos límites, podemos modificar nuestros genes en forma positiva.

Éstas son las medidas de prevención primaria, simples de formular, difíciles de cumplir:

- Comer lo adecuado en calidad y cantidad.
- Mantenerse dentro del peso ideal.
- Ejercitarse a diario con modalidades aeróbicas y anaeróbicas.
- Someterse a exámenes clínicos periódicos.
- Tomar medicaciones y suplementos sólo cuando están indicados.
- No consumir drogas o tabaco.
- Consumir alcohol con moderación.
- Evitar agentes de contaminación ambiental.
- Manejar el estrés en forma adecuada.
- No ignorar síntomas físicos o emocionales que puedan ser un alerta de enfermedad inminente.

Esas aseveraciones son como las verdades de Perogrullo, un personaje quimérico y sofisticado, inventado por la imaginación de alguien, quizás por el famoso autor Francisco de

Quevedo, que expresó verdades obvias de una manera simple, como en "una mano cerrada es un puño", "cuando hace calor no hace frío" y otras afirmaciones que llamamos perogrulladas.

Si alguien duda acerca de las consecuencias de vivir de manera inapropiada, a continuación, paso a enumerarlas.

El cigarrillo, el alcohol en exceso y las drogas son dañinos, y a la larga, letales; representan los elementos más perniciosos de nuestra civilización.

Fumar mata a cerca de medio millón de personas al año, en Estados Unidos, y todavía más, en proporción, en otros países. El cigarrillo induce la aparición del cáncer de pulmón, vejiga, lengua y páncreas, la enfermedad vascular periférica, la enfermedad coronaria, la leucoplaquia laríngea y la enfermedad obstructiva del pulmón.

El alcohol en exceso es responsable del desarrollo de hígado graso, cirrosis hepática, pancreatitis, depresión, pánico, neuropatía, gastritis, incontinencia urinaria, encefalopatía de Wernicke (caracterizada por confusión, falta de equilibrio y neuropatía periférica) y demencia.

La adicción a diferentes drogas afecta el sistema nervioso central de diferentes maneras, como las anfetaminas, que son estimulantes; los barbitúricos y sedantes, que son hipnóticos; y los opiáceos, que son analgésicos y dan una sensación artificial de bienestar, como la morfina y la codeína. Algunos de los efectos perniciosos de la adicción son las enfermedades del corazón, los desordenes psiquiátricos, la dependencia física, la destrucción del cartílago de la nariz, la ideación suicida, las enfermedades de pulmón e impulsos violentos y facilitación de accidentes por la disminución de la atención o los reflejos de protección.

Las implicancias para la salud y las repercusiones sociales de las adicciones son enormes, y es uno de los problemas más severos de la civilización moderna. La descripción, el análisis y el tratamiento están fuera del alcance de este libro, pero baste con decir que no se puede lograr una buena salud mientras se usen drogas.

Los contaminantes de cualquier tipo producen diferentes condiciones agudas y crónicas. El asbesto produce mesotelioma de pulmón y de la cavidad abdominal, una afección inexorable y fatal. El síndrome de túnel carpiano es una afección que compromete a los trabajadores aviarios y a los de otras ocupaciones, la bisinosis afecta a los trabajadores textiles, y los trabajadores de las minas de carbón desarrollan neumoconiosis. La lista de estos venenos en los lugares de trabajo es enorme, y el lector debe estar alerta ante los peligros de ciertas ocupaciones.

Los trabajos de investigación de Jenner y Pasteur iniciaron una cascada de logros, que hoy se utilizan para prevenir enfermedades. La pasteurización y las vacunas fueron avances responsables de salvar a millones de personas en otros tiempos.

Como consecuencia de estos adelantos, la tuberculosis y la poliomielitis son cosas del pasado. Las vacunas contra el virus de la hepatitis B, la difteria, el tétanos, el sarampión, la parotiditis, la rubéola, la pertussis, la gripe y la neumonía por neumococos son efectivas, cuando se las administra en ciertas etapas de la vida y en las dosis indicadas. Los turistas deben ser inmunizados de acuerdo con los factores epidemiológicos de los países que van a visitar, que, en general, comprenden: cólera, plaga, tifus, fiebre amarilla, rabia, hepatitis A, encefalitis japonesa B, polio y meningitis meningocócica.

La vacunación es un tema de cierta controversia. Algunos rehúsan vacunar a sus hijos por razones religiosas. Otros temen los efectos nocivos de la inmunización porque creen que pueden causar autismo, lo cual nunca ha sido comprobado.

La polémica se genera por el temor de enfermar a alguien que estaba en perfecto estado de salud por la aplicación de una vacuna con fines de prevención. La poliomielitis y el sarampión se han erradicado casi por completo gracias al uso de las vacunas pertinentes.

Los beneficios de estas medidas son mucho mayores que los riesgos potenciales. Se ha acusado al aluminio, que se usa en pequeñas cantidades para aumentar la potencia inmunológica, de ser neurotóxico, sin ninguna validación científica.

Algunos se quejan de que la vacunación compulsiva es un atentado contra las libertades individuales, sin darse cuenta de la irresponsabilidad que supone el no evitar que un niño se infecte y que éste, a su vez, pueda infectar a los demás. El bien común es mayor que la libertad de una persona; al fin y al cabo, está prohibido manejar un automóvil en sentido contrario al del tránsito, desnudarse en público, para nombrar sólo dos simples ejemplos.

La influenza porcina fue epidemia y mató a miles de personas en el 2010. Se desarrolló una vacuna, la H1V1, en tiempo récord y se aplicó a millones; y a pesar del beneficio, algunos tomaron una posición adversa a su utilización. Uno de los opositores más fervientes a la vacunación es el satirista político Bill Maher, que ha tildado de idiotas a los que aceptan vacunarse; una postulación absurda y peligrosa.

Es inconcebible que figuras públicas con audiencias multitudinarias tomen posiciones que, a la larga, afectan la salud de muchos. El último ejemplo es el de Michelle Bachman, una postulante a la presidencia de los Estados Unidos, que se pronunció en contra de la vacunación del virus del papiloma en niñas no activas sexualmente. Esta vacuna previene el cáncer de cuello de útero, una afección común y letal.

Los hábitos higiénicos, como lavarse las manos en forma adecuada y frecuente (sobre todo, en trabajadores de la salud y empleados de cocina), previenen el contagio de enfermedades infecciosas.

La higiene dental óptima es importante, ya que muchas enfermedades tienen su puerta de entrada en la boca, que está llena de bacterias en estado fisiológico, pero que, en ciertas condiciones, se pueden volver letales, como en el caso de pacientes con enfermedades valvulares del corazón, que pueden desarrollar endocarditis, una inflamación de la cubierta del corazón, cuando, por ejemplo, durante una limpieza de dientes, el instrumental libera bacterias, que pueden abrirse paso hacia ese órgano . En estos casos, la administración de antibióticos puede prevenir este fenómeno.

Evitar el sol en forma directa y usar lociones protectoras son formas efectivas de evitar la aparición del melanoma, una seria enfermedad que afecta a 175.000 personas, en los Estados Unidos, y mata a dos tercios de ellas. Las camas solares, que parecían seguras, también predisponen al cáncer de piel.

Las tres causas más frecuentes de muerte son los accidentes, el cáncer y las enfermedades del corazón.

Usar cinturón de seguridad mientras se maneja, casco en motos y bicicletas, medidas de resguardo en el trabajo, no hablar o textear en los teléfonos celulares mientras se maneja, conducir vehículos equipados con frenos que no se traben y bolsas de aire y la protección del medio ambiente deben ser medidas compulsivas para garantizar la seguridad de todos.

Las agencias del gobierno, los profesionales de la salud, las escuelas y los lugares de trabajo son los responsables del diseño de medidas de prevención primaria.

Las campañas en contra del tabaquismo han hecho decrecer la incidencia de cáncer de manera significativa. En ciertos estados de los Estados Unidos, se ha prohibido la venta de bebidas sin alcohol y comidas que contienen mucha grasa, mucho azúcar o muchas calorías, para minimizar la aparición de la obesidad en los niños, que está tomando proporciones gigantescas.

Ciertos procedimientos reducen en forma efectiva la incidencia de tumores malignos, como las mamografías, las colonoscopias, el Papanicolau y otros, al permitir un diagnóstico y un tratamiento precoz de las enfermedades.

Para que todos estos esfuerzos logren disminuir la frecuencia y el impacto de las enfermedades, se necesita que los individuos asuman responsabilidad por sus acciones, pero el estado de las cosas en el terreno de la salud sugiere que esto no ocurre, y es así que una gran proporción de la población está afectada por padecimientos severos.

3

La prevención secundaria se refiere a descubrir las enfermedades antes de que aparezcan

Hay un grupo de condiciones médicas que se pueden diagnosticar en etapas tempranas y así poder tratarlas o hacerlas desaparecer.

Médicos, físicos, genetistas, biólogos, ingenieros y otros han desarrollado durante años un arsenal terapéutico para diagnosticar condiciones latentes o problemas médicos potenciales antes de que aparezcan los síntomas. Como resultado, hoy estamos en la envidiable posición de poder parar una enfermedad antes de que nos afecte. Esto tiene enormes consecuencias individuales y sociales.

Llegar a ser una nación saludable podría resolver el costo de proveer servicios médicos de la noche a la mañana. Esto no es exagerado, porque se sabe que la mayoría de nuestras dolencias son enfermedades de la civilización. La genética, los patógenos casuales y otros factores no reconocidos juegan un papel importante al momento de iniciar afecciones, pero hasta éstas se pueden revertir, limitar o mejorar, con diagnóstico temprano y tomando medidas simples. La nutrición adecuada y el control del peso demostraron la capacidad de revertir alteraciones epigenéticas que son parte del proceso de envejecimiento, lo que nos da la esperanza de que, si los genes se vuelven más jóvenes, nosotros podríamos vivir por más tiempo.

Ésta es una lista de condiciones que pueden detectarse en forma temprana o diagnosticarse en un estadio temprano, con la connotación de que uno puede torcer un destino que podría volverse aciago:

1) Cáncer de colon.
2) Cáncer de próstata.
3) Cáncer de esófago.
4) Cáncer del cuello uterino.
5) Cáncer de mama.
6) Melanoma y otros tipos de cáncer de piel.
7) Diabetes.
8) Hipertensión.
9) Enfermedades del corazón.
10) Glaucoma.
11) Enfermedades dentales.
12) Cáncer oral.
13) Infecciones.
14) Accidentes cerebrovasculares.
15) Disfunción sexual.

1) Cáncer de colon: cuando al presidente Ronald Reagan se lo sometió a una operación por un tumor localizado en el colon, hubo un aumento del número de colonoscopias diagnósticas, aunque por un tiempo corto. Cuando el marido de Katie Couric (una popular figura de la televisión de Estados Unidos) murió de un cáncer de colon, ella, casi sola, inició una campaña de prevención y hasta se sometió a una colonoscopia que se trasmitió en vivo por televisión.

Lo que ocurrió después fue increíble; los gastroenterólogos nos vimos abrumados por la demanda de colonoscopias. Esto es entendible, ya que, en los Estados Unidos, hay 150.000 casos de cáncer de colon anuales, a consecuencia de lo cual mueren 50.000 personas. La detección temprana incluye un simple ensayo para detectar sangre oculta en la materia fecal, el cual en general se obtiene por el médico durante un examen físico efectuando un examen digital del recto. En otros que tienen factores de riesgo como historia familiar, historia de pólipos intestinales, entre otros, se deben efectuar colonoscopías a intervalos variables según el caso.

El cáncer de colon casi siempre comienza como un pólipo benigno, lo que significa que su detección y remoción tempranas previenen que se transforme en un cáncer.

El noventa por ciento de estos tumores ocurre en pacientes mayores de 50 años, por lo que son éstos los que deben someterse a una colonoscopia a intervalos variables. Los pacientes con colitis ulcerosa, Síndrome de Lynch (una forma de poliposis hereditaria) o historia familiar de pólipos adenomatosos y cáncer son quienes deben recurrir a la endoscopia a edad más temprana.

2) Cáncer de próstata: cada año se diagnostica a cerca de 230.000 personas con esta enfermedad y, como consecuencia, 30.000 sucumben a ella. La detección precoz se efectúa por un examen digital del recto, que puede revelar un nódulo en la periferia de la glándula, y midiendo el antígeno específico prostático, que está elevado en dos tercios de estos pacientes. Un ultrasonido rectal y una biopsia son los métodos que le siguen en cantidad de hallazgos preliminares anormales. El manejo del cáncer de próstata es controversial, porque hay diferentes alternativas de tratamiento, desde cirugía, radiación o crioterapia (congelación de la glándula) hasta el no hacer nada, ya que el tumor puede crecer lentamente, y el individuo puede morir a la larga de cualquier otra enfermedad, como lo demuestran los hallazgos de la autopsia en individuos que murieron por otras causas a los cuales se les encontró un tumor prostático incidental. En casos de metástasis, la castración química o quirúrgica produce una privación androgenica que retarda la progresión del tumor.

La finasterida es una medicación que bloquea la conversión de testosterona a su forma activa, dihidrotestoterona (DHT) y se usa para disminuir el volumen de la glándula en los casos de hiperplasia. Hace poco, se descubrió que disminuye la incidencia de cáncer en un 25 por ciento. Al contrario de lo que se cree, en casos de hipertrofia benigna de la próstata, la incidencia de cáncer no está aumentada. La finasterida tiene varios efectos secundarios, como la disminución de la libido y el alargamiento de los senos. Un informe reciente, se aduce que las estatinas que se usan para bajar el colesterol disminuyen la incidencia de malignidad de la próstata. Al revés de lo que antes se creía, el selenio y el licopeno, el té verde, el brócoli, el repollo, el beta-sitosterol y la vitamina E no previenen la enfermedad, mientras que los suplementos de ácido fólico en exceso y la leche sin grasas con vitamina A agregada facilitarían su aparición.

Hay una enorme cantidad de productos naturales que se promocionan como preventivos del cáncer de próstata, como el Saw Palmetto (o palma enana americana), que vende miles de millones anuales y es totalmente ineficaz de acuerdo con un estudio publicado en el *New England Journal of Medicine*, el 9 de febrero de 2006.

3) Cáncer de esófago: algunos pacientes con reflujo gastro-esofágico (RGE) crónico desarrollan una lesión precancerosa que se denomina "esófago de Barret", en la que las células a nivel de la mucosa inferior del esófago comienzan a parecerse a las células del estómago. Con el tiempo, la mucosa a ese nivel puede presentar cambios en la morfología de las células (displasia), es decir, una lesión precancerosa. En todos los casos, se debe tratar el RGE, aunque eso no asegura que las células anormales no sufran una transformación maligna. Estos pacientes necesitan una observación endoscópica frecuente y, si el Barret no presenta displasia, los exámenes se pueden espaciar; en caso contrario, la inspección debe ser más frecuente y activa y se deben aplicar estrategias endoscópicas o quirúrgicas para evitar la progresión al cáncer. En algunos experimentos, parecen haber encontrado una manera tolerable de mejorar esta situación sin recurrir a la cirugía.

El tumor maligno de esófago ha aumentado con el uso del Fosamax (una medicación para tratar la osteoporosis), lo que subraya lo cauto que uno debe ser al usar medicaciones que tiene acciones polarizantes (que ayudan por un lado y dañan por el otro), cosa que valida el concepto de que la vida con poca medicación o sin ella sería mejor.

4) Cáncer del cuello uterino: este tipo de cáncer era una de las causas más comunes de muerte entre personas jóvenes. El Papanicolau cambió en forma dramática su incidencia, al facilitar un diagnóstico precoz. Se lo lleva a cabo en mujeres activas sexualmente o a partir de los 21 años y, en general, una vez por año, durante, tres años consecutivos y luego de acuerdo a los factores individuales. El test tiene como propósito descubrir cambios celulares en el cuello del útero producidos por el virus del papiloma humano. La detección temprana puede salvar vidas. La inmunización con los dos tipos de vacunas disponibles puede conferir protección parcial en contra de la infección. Como la vacuna es más efectiva antes de que las mujeres tengan vida sexual, se ha generado una polémica en términos religiosos y morales, ya que hay quienes aducen que la vacunación en esos casos sería el equivalente a un factor permisivo para iniciarse en el sexo.

5) Cáncer de mama: en los Estados Unidos, se diagnostican 192.000 casos nuevos por año, y 40.000 personas mueren por esta afección. Los hombres también pueden estar afectados (hay 1.900 casos nuevos y 440 muertes anuales). La mamografía es una técnica de imágenes efectiva para detectar el cáncer de mama.

La recomendación del Instituto Nacional del Cáncer es realizar una mamografía cada uno o dos años. Este test debe ir acompañado de un examen clínico del órgano, hecho por un profesional competente. En estudios recientes, llevados a cabo por el Grupo de Servicios de Prevención de los Estados Unidos, se demostró que las mujeres de entre 40 y 50 años tienen una incidencia menor que aquellas mayores de 50. Como resultado, la recomendación de ese organismo que las pacientes más prescindan de la mamografía. Esto generó un clamor enorme entre el público, que acusó al organismo de soslayar a las mujeres más jóvenes. El gobierno entonces decidió no seguir ese consejo, una decisión más política que científica, porque la mamografía tiene también riesgos, como el de someter a pacientes a cirugías innecesarias, en casos de falsos positivos, u omitirlas, en casos de falsos negativos, y el riesgo de exposición a la radiación. La doctora Susan Love, cirujana de la Escuela de Medicina David Geffen, de la Universidad de California, en Los Ángeles, y autora de *Susan Love's Breast Book (Libro sobre senos de Susan Love),* ha recomendado espaciar estos estudios en mujeres menores de 50 años "sobre la base de datos científicos y no por aspiraciones imaginarias, como lo hace el resto del mundo".

Este consejo no se aplica a mujeres en riesgo (aquellas con historia familiar, quienes comenzaron a menstruar a edad temprana, quienes tuvieron embarazos tardíos y/o biopsias previas sospechosas). Los datos son claros: las mujeres de menos de 50 tienen un 1,4 por ciento de probabilidades de desarrollar cáncer de mama, comparado con un 2,4 por ciento en mayores de 50, y un 3,4 por ciento en mayores de 60. Las mamografías tienen menos resultados falsos en mujeres de más edad, porque que la textura es diferente que la de las jóvenes. Este tumor se comporta con más agresividad en personas más jóvenes. Por otro lado, algunos de estos tipos de cáncer son de crecimiento lento, aunque nunca se sabe cómo se va a comportar un tumor.

El campo en el área del cáncer de mama está dividido entre los profesionales intervencionistas y otros más cautelosos. Esto ocurre por el peso oculto de los factores económicos que en el fondo determinan la adopción de medidas de protección de la salud. Esta falta de consenso complica el camino de la prevención. Es incontrovertible que la mamografía salva vidas.

En la actualidad, se están desarrollando otras técnicas para mejorar el diagnóstico, como la mamografía digital, la resonancia magnética y la tomografía de emisión de positrones. El ultrasonido de mama se usa en forma complementaria en casos dudosos. La detección de alteraciones genéticas como los genes BCR1 y BCR2, que pueden estar presentes en el 10 por ciento de las mujeres, también es importante, dado que son marcadores que indican la posibilidad de desarrollar este tipo de tumores.

El Raloxifen (una medicación para la osteoporosis) y el Tamoxifen (una medicación antiestrogénica) disminuirían, al parecer, la aparición del cáncer de mama. Si se confirmase esto, constituiría un avance, aunque hay que tener en consideración los efectos colaterales de esta droga.

El ejercicio disminuiría su incidencia, y la obesidad y los estrógenos la aumentarían.

6) Melanoma y otros tipos de cáncer de piel: cada año, se debe realizar un examen dermatológico, ya sea con un médico clínico o con un dermatólogo. El examen visual se puede mejorar con la ayuda del dermatoscopio, un simple instrumento que magnifica las lesiones sospechosas e ilumina la superficie sin reflejar la luz.

El bronceado de la piel todavía está de moda, pero, exponerse al sol sin protección intensa de los rayos ultravioleta, es exponerse a contraer melanomas y otros tipos de cáncer de piel, como el carcinoma de células basales y escamosas. Se estima que, sólo en este año, se diagnosticarán 60.000 casos nuevos y 48.000 morirán como consecuencia de esta enfermedad. Las camas solares, que siguen estando de moda, no son tan seguras como parecen y también predisponen al melanoma.

7) Diabetes: la prevención secundaria se obtiene haciendo un diagnóstico de la prediabetes, su precursora. En el pasado, la diabetes mellitus (DM) se clasificaba en dependiente y no dependiente de la insulina. Hoy se la clasifica como tipo I, caracterizada por la deficiencia de la insulina, y tipo II, en la que hay una resistencia y una secreción alterada de la insulina o una producción excesiva de glucosa hepática.

Antes de que se manifiesten los síntomas, se puede detectar una predisposición a la DM con la presencia de una glucosa alta en ayunas o un test de tolerancia a la glucosa anormal o la medición de hemoglobina glicosilada (HbA1C).

La diabetes gestacional es la que se desarrolla durante un embarazo y, en general, es precursora de la diabetes tipo II.

Hay unos 10 millones de diabéticos en los Estados Unidos y 170 millones en todo el mundo, lo que constituye un problema individual y social severo, que consume vasta cantidad de recursos. La primera línea de prevención consiste en el diagnóstico temprano y en los cambios en la dieta y el estilo de vida.

8) Hipertensión: se la categoriza en dos estadios. El primero es la prehipertensión; una etapa en la que el individuo está en riesgo de pasar a la categoría más seria, la de la hipertensión verdadera. En la primera, la presión sistólica oscila entre 12 y 13,9 y la diastólica, entre 8 y 8,9. Por encima de 14/9, es hipertensión establecida. La presión sistólica se refiere a la medida de la fuerza de la sangre después de que se contrae el corazón y la diastólica a cuando el corazón se relaja. A la presión arterial alta se la llama el "asesino silencioso", porque sólo se manifiesta con síntomas una vez que produce daño en algún órgano. La prevención secundaria se logra tan sólo con medir la presión a intervalos diferentes. Una vez que se establece que el individuo sufre de hipertensión, hay que instituir un tratamiento temprano, antes de que se dañen el corazón, los riñones, el cerebro y otros órganos.

9) Enfermedades del corazón: para efectuar una estrategia de prevención inteligente, hay que determinar primero los riesgos que tiene un individuo de contraerla en el futuro. La obesidad, el uso de la cocaína, la historia familiar, la diabetes, el fumar, la hipertensión y la vida sedentaria son amenazas definitivas para el corazón. La prevención básica incluye la medida de los lípidos en el suero y la Proteína C-Reactiva de Alta Sensibilidad. Si esos resultados son anormales, la intervención diagnóstica y terapéutica debe ser muy agresiva. El corazón anormal tiene un rango amplio de manifestaciones, que van desde no dar síntomas o producir una limitación de las actividades físicas hasta producir un paro cardíaco. La prevención se vuelve urgente y obligatoria en aquellos con un componente familiar o genético adverso.

10) Glaucoma: ésta es una condición que afecta a los ojos y puede resultar en una pérdida importante de la visión y hasta ceguera, como consecuencia de la presión aumentada del líquido del ojo. Para ser más claros: la presión aumentada del ojo no es glaucoma, pero el glaucoma que daña al nervio óptico lo hace debido a la presión elevada a ese nivel. Una vez que se establece el daño, la visión no se recupera, lo que enfatiza la importancia de la medición temprana de la presión ocular.

11) Enfermedades dentales: las caries y las enfermedades periodontales producidas por determinadas bacterias se previenen con una higiene oral adecuada, hecha por profesionales. Esto es importante porque la boca es la puerta de entrada de otras enfermedades.

12) Cáncer oral: la detección temprana de enfermedades de la boca puede reducir la mortalidad y la morbilidad de esa condición en forma dramática. La sobrevida es del 82 por ciento, con un diagnóstico temprano, y del 28 por ciento, con uno tardío. Toma sólo unos pocos minutos examinar la boca, por lo que es importante asegurarse de que los médicos no descuiden esa parte del examen físico, algo que tienden a hacer.

Fumar, mascar tabaco y exponer los labios al sol son factores definitivos de riesgo.

13) Prevención de infecciones: las infecciones se pueden prevenir con medidas sencillas, fáciles de postular, pero difíciles de cumplir. El sida es un ejemplo: a veces, es difícil llevar a cabo el acto sexual sin riesgos por el nivel socioeconómico de los individuos, la falta de disponibilidad de consejeros, la dinámica cultural y psicológica y la educación. En el sida, son comunes las infecciones oportunistas, al igual que en otras enfermedades inmunodeficitarias.

Otras condiciones trasmitidas sexualmente, como la gonorrea, la clamidia, el herpes genital, el papillomavirus humano, las verrugas genitales, la enfermedad inflamatoria de la pelvis, las tricomonas y la vaginitis, se pueden prevenir con diferentes métodos: la abstinencia, las prácticas sexuales seguras, como el uso de condones y geles, y también por intervención médica. Un ejemplo de esto último es la aplicación de la vacuna en contra del papillomavirus humano, que es el precursor del cáncer de cuello de útero. Los antisépticos y los métodos de barrera genital son efectivos si se los usa en forma correcta.

La gripe, la tuberculosis, las infecciones nosocomiales (que matan a miles en los hospitales), la neumonía por neumococos y otras infecciones se pueden reducir de manera significativa al limitar la exposición a los gérmenes, utilizando controles sanitarios, vacunas y medidas higiénicas.

14) Prevención de accidentes cerebrovasculares: esta condición se produce por la falta de sangre en el cerebro, debido a un coágulo o a una hemorragia. Afecta a 600.000 personas cada año. En Estados Unidos, un país con 312 millones de habitantes, hay 4 millones de sobrevivientes que presentan daños cognitivos o motores residuales. Las dos causas más comunes y fáciles de diagnosticar son la fibrilación auricular, una irregularidad del ritmo cardíaco que facilita la migración de un coágulo, y un bloqueo de la arteria carótida, que impide que el oxígeno llegue al cerebro.

La fibrilación se trata con antiarritmicos y, si no, se puede controlar con anticoagulantes y hasta la ablación del tejido en el que se originan las señales eléctricas anormales. La estenosis de la carótida se trata con la remoción del depósito de grasa o placa que impide el flujo sanguíneo, por endoarterectomía.

15) Disfunción sexual: se mejora evitando las drogas y los medicamentos que alteran la potencia y la libido. Los medicamentos que disminuyen la erección o el deseo sexual son innumerables. Otras causas, como factores psicológicos que al revés de lo que se creía anteriormente representan sólo el 10 por ciento, se tratan con diferentes modalidades.

En contraste con las condiciones arriba mencionadas, hay otras que no se pueden prevenir como:

> **a)** Cáncer de páncreas y otros.
>
> **b)** Mal de Alzheimer.
>
> **c)** Desórdenes hematológicos.
>
> **d)** Desórdenes endocrinos.
>
> **e)** Osteoporosis.
>
> **f)** Artritis reumatoidea.

a) Cáncer de páncreas y otros: el adenocarcinoma pancreático, una vez que se lo diagnostica, tiene un pronóstico casi siempre fatal, en contraste con otro tipo de malignidades, que diagnosticados en fase temprana, pueden ser curables. No hay marcadores sanguíneos que puedan alertar de su aparición.

Los marcadores facilitan el manejo de una condición, no su

diagnóstico. Los marcadores de riesgo son una historia diferente. Éstos se originan en una alteración o mutación de un gen específico, una secuencia determinada dentro del ADN que se pasa de padres a hijos y codifica a la proteína respectiva, cuya producción o actividad está alterada. Son ejemplos el BRCA1 y el BRCA2, que indican una predisposición al cáncer de ovario o al de mama. Estos tests cuestan miles de dólares y no se efectúan en forma rutinaria, sino que se los reserva para individuos con historia familiar incuestionable. Los resultados negativos indican la falta de predisposición hereditaria, pero no que no se vaya a desarrollar un cáncer.

El cáncer de páncreas es una demostración de que, por más que sepamos bastante acerca del cuerpo humano, todavía estamos lejos de poder manejar ciertas enfermedades con éxito.

Otros tumores de páncreas, como el neuroendocrino, tienen mejor pronóstico.

b) **Mal de Alzheimer:** esta condición afecta sobre todo a gente de más de 60 años y ataca la memoria y los procesos mentales, lo que impide llevar a cabo tareas simples. Hay alrededor de 4 millones de personas afectadas en Estados Unidos. La sobrevida después del diagnóstico es en general de tres a cuatro años, en individuos de 80 años, y mayor en pacientes más jóvenes.

No hay consejos de prevención reales. Algunos creen que los poliglotas o aquellos que tienen actividades mentales estimulantes o que son activos socialmente tienen una incidencia menor de la enfermedad. En esta condición hay pérdida de neuronas, depósito de una sustancia llamada amiloide y formación de placas, que producen cambios degenerativos en el cerebro. Estos conocimientos todavía no se han traducido en una manera significativa de cómo manejar la enfermedad. La estimulación cognitiva, los ejercicios mentales, la música, la terapia con animales, el aprender otro idioma y el mantenerse activo hasta el fin de la vida son consejos usados como medidas preventivas, sin que se haya podido comprobar su eficacia. Sin embargo, por ser inocuos y simples, no habría inconveniente en llevarlos a cabo.

c) Desórdenes hematológicos: no es infrecuente detectar ciertas enfermedades de la sangre durante un examen sanguíneo de rutina. La manera de evitar desórdenes sanguíneos es no exponerse a radiaciones, drogas, toxinas, plomo y mercurio (presentes en un sinnúmero de objetos, como juguetes y pinturas para el primero, y pescados, aguas y comidas para el segundo, por nombrar sólo pocas de las fuentes de estos tóxicos) en exceso ni a otros factores ambientales que pueden provocar leucemia, linfoma y otros tipos de cáncer de la sangre.

d) Desórdenes endocrinos: las adrenales, la tiroides, la pituitaria, las paratiroides y las gónadas se pueden ver afectadas por infecciones, procesos degenerativos, inflamación y tumores, por causas conocidas o desconocidas.

e) Osteoporosis: se puede demorar su aparición al mantenerse en forma física óptima, al exponerse al sol con frecuencia pero durante períodos cortos, para facilitar la absorción de la vitamina D, al ingerir calcio suficiente y al hacer ejercicios físicos regulares. La prevención absoluta no existe.

f) Artritis reumatoidea: esta condición afecta a 1,3 millones personas, en Estados Unidos. Es una enfermedad con implicaciones de salud y connotaciones sociales enormes. No hay en realidad manera de prevenirla, pero, aunque no esté probado científicamente, un estilo de vida sano podría eliminar o demorar su aparición.

5

La prevención terciaria se refiere a los métodos y tratamientos disponibles, una vez que la condición está establecida para prevenir o detener su progresión lo más posible. La siguiente es una lista de las enfermedades más comunes en las que uno puede afectar de manera positiva el pronóstico al poner en acción una intervención terciaria inteligente:

1) Diabetes.

2) Hipertensión.

3) Enfermedades cardiovasculares.

4) Accidentes cerebrovasculares.

5) Cáncer.

1) Diabetes: el síndrome metabólico (SM) se refiere a un componente de la diabetes en el que el paciente desarrolla resistencia a la insulina. Revertir el SM no es fácil. Por desgracia, con modificar el nivel de los triglicéridos o la lipoproteína de alta densidad no se mejora la acción de la insulina. Pero parecería que la intervención para disminuir la circunferencia abdominal y el ejercicio serían los dos factores más importantes en esta ecuación. Aunque los supresores del apetito podrían ayudar en forma temporal a disminuir la obesidad, lo más sensato es modificar el estilo de vida. Por ahora, la reducción del diámetro abdominal es lo más confiable para predecir la mejoría clínica.

2) Hipertensión: como resultado de la presión alta persistente, el corazón necesita bombear sangre con más vigor, ya que encuentra una mayor resistencia y, en consecuencia, se alarga el ventrículo izquierdo, de la misma manera en que, por ejemplo, los músculos del brazo aumentan la masa y la fuerza después de hacer ejercicios reiterados . En el caso del corazón, por más deseable que parezca que el órgano tenga una masa muscular más grande, al cabo de cierto tiempo, éste no puede manejar la sobrecarga producida por la hipertensión y se produce una insuficiencia cardíaca, razón por la cual es obligatorio el control de la hipertensión. La intervención farmacológica es en general exitosa.

3) Enfermedades cardiovasculares: una vez que se establece la arterioesclerosis, que es el proceso patológico que lleva a la enfermedad coronaria, el accidente cerebral, y la enfermedad vascular periférica, se debe hacer un tratamiento intensivo para evitar las consecuencias perjudiciales, que se presentarán sin dudas. La arterioesclerosis puede permanecer asintomática por un tiempo, pero se agrava con la obesidad, el tabaquismo, la anormalidad de los lípidos, el exceso de alcohol, el exceso de sal en las comidas, la hipertensión y la vida sedentaria.

La predicción del riesgo de enfermedad cardiovascular depende de la raza, el sexo, el nivel socioeconómico, la historia familiar y las condiciones médicas asociadas. Algunos de estos factores no se pueden modificar, pero la estratificación adecuada permite una acción preventiva temprana. Ciertas sustancias, como los anticonceptivos orales, el regaliz, las drogas antiinflamatorias no esteroides, las anfetaminas, la cocaína, la eritropoyetina, la ciclosporina y los esteroides aumentan la presión arterial, por lo cual es importante eliminarlas o ajustar la dosis.

4) Accidentes cerebrovasculares: una vez que el paciente ha sufrido un ataque cerebral, es importante administrar medidas terciarias para evitar recaídas. Éstas incluyen la modificación del estilo de vida, el control del peso, evitar el alcohol en exceso, aumentar la actividad física, reducir el estrés y revisar con cuidado las medicaciones (antidepresivos, tranquilizantes, antihipertensivos y otras), ya que pueden estar causando, en forma inadvertida, síntomas que erróneamente se le atribuyen al derrame cerebral.

5) Cáncer: no todos los tumores malignos son fatales. Hay algunos que hasta no hace mucho lo eran y ahora no lo son; por ejemplo, la leucemia mieloide crónica, antes, una sentencia de muerte, ahora se puede tratar con Gleevek, una medicación desarrollada por los doctores Brian J. Druker, Charles L. Swayers y Nicholas B. Lydon, que también se usa para tratar tumores del estroma gástrico. Los beneficios exceden los efectos secundarios. El costo de esta medicación es de 32.000 dólares anuales en Estados Unidos.

6

¿Hay medicamentos ideales que, tomados en forma rutinaria, podrían prevenir enfermedades?

La industria farmacéutica aspira a que tomemos medicamentos todos los días para prevenir calamidades. Lo que sigue es una revisión de los potenciales beneficios y problemas de este tipo de intervención:

Aspirina: el viejo adagio de que una manzana al día mantiene al médico alejado tiene sentido, ya que esta fruta contiene vitaminas, antioxidantes, fibras y excelentes nutrientes. Se puede parafrasear esto con que "una aspirina por día también hace que no necesitemos un médico", ya que esta droga tiene beneficios definitivos.

Cuando hay una placa en la arteria coronaria o en otros vasos, las plaquetas se agregan a ese nivel y provocan una obstrucción, que puede resultar en un infarto de miocardio, que puede ser fatal. Si uno toma aspirina en dosis mínimas, la yuxtaposición de las plaquetas no se produce. Múltiples estudios demostraron que la ingesta de aspirina disminuye en un 32 por ciento la incidencia del infarto de miocardio pero aumenta los accidentes de cerebro por hemorragia, aunque no en forma significativa. Paradójicamente, otro estudio demostró que, en la mujer, no previene los ataques al corazón pero la aparición de accidentes cerebrales disminuye. Para hacer las cosas más confusas, en un artículo de la revista *Circulation*, se reveló que una aspirina infantil protege a las mujeres mayores de 65 años de eventos cardíacos, al contrario que los otros dos estudios.

La aspirina duplica el riesgo de hemorragia intestinal, lo cual limita la adopción universal de este medicamento.

Actualmente hay un gran interés de investigación sobre la aspirina como preventivo de ciertos cánceres; entre ellos, el de colon.

Finasterida: la finasterida y la duasterida, que se utilizan para la hiperplasia benigna de la próstata, minimizan el efecto nocivo de la testosterona sobre la glándula y disminuirían la aparición de cáncer en ese órgano en un 25 por ciento.

Estatinas: se recomienda su administración incluso en pacientes con colesterol normal, porque disminuyen la formación de la placa ateromatosa en las arterias. Sin embargo, los efectos colaterales son importantes, por lo cual es mejor reservarlas para aquellos que hayan tenido un ataque cardíaco. Los demás se benefician más con cambios en el estilo de vida, dieta y ejercicios.

Tamoxifeno y Raloxifeno: el primero es un antagonista de los receptores estrogénicos, y el segundo es un modulador selectivo del estrógeno. Ambos han demostrado que reducen la incidencia del cáncer de mama en un 50 por ciento. El Tamoxifeno hoy se usa para evitar recurrencias en mujeres que han tenido cáncer de mama, y no como preventivo. El

Raloxifeno se usa para la osteoporosis. Como el primero ha sido asociado al cáncer de endometrio uterino y, el segundo, a coágulos y ataques cerebrales, su uso como preventivos no ha sido aprobado.

Aceite de pescado: Los componentes activos son el Omega 3, los ácidos grasos y otras sustancias que tienen un fuerte efecto antiinflamatorio. Múltiples estudios han demostrado que, en dosis de 1 a 3 gramos, disminuye el colesterol, la presión arterial, la depresión, la ideación suicida, la progresión de enfermedades coronarias y podría disminuir la incidencia del cáncer de mama, de colon y de próstata. Lo ideal sería obtenerlo comiendo distintos pescados, pero, como algunos contienen contaminantes como la dioxina, el mercurio, los clordanos y el PCB, y como, además, es impráctico comer demasiado pescado, lo mejor es tomarlo en forma de cápsulas, siempre que el proceso de elaboración y purificación sea el adecuado. En dosis demasiado altas, puede producir hemorragia, parálisis y desequilibrio de la glucosa.

Vitaminas: La dieta promedio en los Estados Unidos contiene todas las vitaminas para satisfacer los requerimientos nutricionales del cuerpo humano. Las vitaminas C, A, E y el ácido fólico, en dosis elevadas, son perjudiciales. Desde el punto de vista científico, no hay razón para alguien que come una dieta equilibrada tome complejos multivitaminicos, sin embargo, esa costumbre está tan arraigada, que millones de personas las toman sin necesidad. Además, algunos individuos no comen alimentos que contengan suficiente vitamina A y betacaroteno (que disminuyen la formación de degeneración macular de la retina). Los ancianos pueden tener absorción disminuida de nutrientes por el intestino y se beneficiarían de un multivitamínico.

Suplementos nutritivos: ninguno de ellos cumple con lo que promete. Las aseveraciones de que mejoran la función cerebral, elevan la libido sexual, aumentan las fuerzas, mejoran la flexibilidad de las articulaciones, regulan la función intestinal, previenen el cáncer y mejoran tanto el sueño como, en términos generales, todas las funciones del cuerpo humano, son falsas. Lo único que hacen es dar la ilusión de que se puede lograr el bienestar en la gran mayoría de los casos, dar la ilusión de que se puede lograr el beneficio físico y espiritual tomando remedios naturales. Como con todas las ilusiones, éstas también son efímeras.

Tanto las vitaminas como los suplementos están indicados en casos de deficiencia o cuando los requerimientos están aumentados, como en el caso del embarazo, el alcoholismo, la falta de exposición al sol y otras condiciones.

En suma: una polipildora que contenga aspirina infantil, una estatina, un antihipertensivo en dosis mínima y vitaminas es una propuesta interesante pero que todavía no tiene base científica sólida o práctica, sin mencionar los efectos secundarios potenciales. El bienestar físico debe lograrse con un estilo de vida en el que la higiene, las costumbres adecuadas, la prevención y el ejercicio sean conducentes a la salud.

CAPÍTULO 9

EN BUSCA DE LA SALUD PERDIDA
EL ROL DE LA MEDICINA ALTERNATIVA
EN PRESERVAR LA SALUD

"El mercado de la medicina alternativa es vasto y sigue creciendo. Esta tendencia debe ser guiada por la ciencia, la valoración clínica, las regulaciones y el poder de decisión compartido."

David Eisenberg

1

Hace unos diez años, vi en mi oficina a una paciente de 62 años que tenía problemas para tragar líquidos, al principio, y, luego, sólidos. Había consultado con un médico partidario de la doctrina de Linus Pauling, que recomendaba administrar megadosis de vitamina C para una larga serie de enfermedades. Efectué una endoscopia alta, que reveló una masa grande e irregular en el esófago distal, consistente con un adenocarcinoma, cosa que fue confirmada por la biopsia. Se le resecó el tumor en forma quirúrgica, pero murió un año más tarde, de enfermedad metastática. Me sentí estupefacto ante el hecho de que ella hubiese ignorado los síntomas durante tanto tiempo y que hubiese recurrido a la vitamina C como único tratamiento.

El doctor Pauling fue un científico brillante, un activista político y un notable ser humano. Recibió dos premios Nobel, uno en química y el otro el de la paz. Sus trabajos en mecánica quántica fueron extraordinarios. En épocas tardías de su carrera, comenzó a abogar por el uso de altas dosis de vitamina C para todo tipo de padecimientos.

Todas sus aseveraciones resultaron erróneas. A pesar de eso, y hasta hoy en día, tiene sus seguidores, pero también sus opositores. En 1985, el doctor Moertel, de la Clínica Mayo, un respetado gastroenterólogo, tuvo una confrontación con el doctor Pauling, lo acusó de incompetencia científica y homologó sus postulados con los de la brujería.

Pauling llegó hasta aconsejar el uso de vitamina C oral o endovenosa para prevenir la arterioesclerosis, el cáncer y mejorar la angina de pecho. Como consecuencia, los que adhirieron a sus preceptos terminaron por ignorar mejores alternativas de tratamiento y empeorar su condición.

Esta postura tan insensata terminó oscureciendo sus otros logros.

Alrededor de la misma época, vi a otro paciente de 50 años que tenía dolor abdominal, anorexia y pérdida de peso. Durante el examen físico, comprobé que tenía varias masas abdominales y ascitis. Los estudios revelaron un mesotelioma, un tumor maligno muy agresivo y de muy pobre pronóstico. El oncólogo lo trató con diferentes protocolos terapéuticos pero sin resultado.

A pesar de su estado, él tenía una actitud positiva y estaba determinado a hacer todo lo posible para luchar contra su enfermedad. Buscó apoyo en grupos de contención, en su familia y en sus amigos, se inscribió en clases de yoga y logró cierto bienestar pasajero. Los médicos quedamos sorprendidos con su mejoría y con el hecho de que su sobrevida hubiese alcanzado más de tres años, lo que superaba la expectativa de casos similares.

En el primer caso, al rehusar tratamiento médico convencional se aceleró la muerte; en el segundo, una voluntad férrea, una fortaleza emocional y una determinación de vivir le ayudaron a extender la vida.

La medicina es un sistema organizado, basado en el método científico; algo se convierte en cierto cuando es reproducible y verificable, amparado por una imparcialidad racional. La medicina, el anecdotario y el buen juicio determinaban, con los pocos medios disponibles, cómo manejar a un enfermo. Con el avance del tiempo, la contribución del método científico cambió la forma en que se diagnosticaba y trataba las enfermedades.

La medicina es también un arte, en el que la creatividad, la experiencia y el sentido común contribuyen a fortalecerla.

Por ser una combinación de arte y ciencia, la medicina, de la manera en que se la practica en la civilización occidental, tiene el rol fundamental de preservar y restaurar la salud. El entusiasmo generado después del advenimiento del método científico, en el siglo XVI, nos hizo creer que conocer los aspectos descriptivos y topográficos de la anatomía y la fisiopatología del cuerpo sería suficiente para controlar las enfermedades. Además, se creyó que la identificación de los factores etiológicos sería suficiente para eliminarlas. Este concepto quedo atrincherado como una verdad en la práctica de la medicina, y tomó siglos darse cuenta de que la restauración de la salud no se podía lograr sólo con la supresión de los agentes causales y que la evolución de las enfermedades también dependía de factores psicológicos y espirituales.

Como la mente y el espíritu están ligados al misterio de la vida, estos elementos estaban fuera del alcance de los científicos y crearon un vacío en el entendimiento de la enfermedad. La frustración que esto produjo hizo que muchos redefinieran el concepto de salud no como una falta de síntomas físicos o hallazgos anormales sino como un estado de bienestar físico y emocional.

Cuando se observó que, a pesar de las nuevas técnicas y los avances en la terapéutica, todavía había millones de personas con problemas de salud, los médicos y los epidemiólogos quedaron azorados. En Estados Unidos, más de la mitad de la población toma medicinas y, sin embargo, la incidencia de artritis, enfermedades respiratorias, cardiovasculares, dolor de espalda y dolores de cabeza es similar a la de varias décadas atrás. En 1972, se llevó a cabo una encuesta en la que se reveló que sólo el 6 por ciento de la gente se siente vigoroso y en buena salud. La salud robusta parecía ser el dominio de unos pocos.

No sorprende, entonces, que esto hubiese creado una insatisfacción con el sistema médico y que se haya buscado caminos alternativos para resolver el dilema de la buena salud.

2

La medicina holística (MH) es un criterio médico desorganizado, en cuanto no tiene un sistema y es precariamente normativo, que tiene como objetivo tratar al paciente como un todo, teniendo en consideración componentes físicos, emocionales, psicológicos y sociales.

La base de esta práctica es la integración de cuerpo, mente y medio ambiente para tratar y prevenir enfermedades. Los médicos holísticos tratan, sobre todo, condiciones con las cuales la medicina convencional tiene éxito limitado, como las enfermedades degenerativas, la artritis y otras enfermedades crónicas, como la hipertensión, las enfermedades del corazón, la diabetes y la impotencia sexual.

La MH integra técnicas no convencionales, como trabajar con imágenes mentales en forma sistemática. Ésta fue una de las primeras técnicas de intervención a nivel emocional en pacientes con cáncer. Otras técnicas proponen curar a través de la música, la modificación del estilo de vida, la relajación, la reducción del estrés, el yoga, la autohipnosis y la inducción mental.

La meditación trascendental introducida por el Yogui Maharishi Mahesh comprende varias técnicas dirigidas a lograr estabilidad emocional, energía, felicidad, autocontrol, esclarecimiento y paz interior. Afirman que, utilizando estas técnicas, se puede reducir la presión arterial, ayudar a curar el insomnio, el asma, la ansiedad y disminuir el consumo de tabaco y alcohol.

La farmacopea de la MH es extensa y se basa, sobre todo, en la utilización de sustancias naturales.

Si bien ha habido varios estudios con el fin de comprobar las virtudes o los defectos de esta disciplina, ninguno ha sido concluyente. Es muy difícil hacer una generalización acerca de los méritos de la Medicina Holística, porque ésta significa diferentes cosas para diferentes personas.

3

De acuerdo a la medicina china, el Chi o energía de la vida es la esencia de un cuerpo sano, y su alteración conduce a la enfermedad. El Tai Chi, una combinación de técnicas de artes marciales, restaura el Chi y, en consecuencia, asegura buena salud y longevidad. El Tai Chi es un método muy respetado, que se aplica para mejorar el curso de las enfermedades y para prevenirlas, y millones lo practican en todo el mundo. Es parte de los principios de la filosofía china, en lo que se refiere a la fusión del *ying* y el *yang*, en donde el propósito es lograr un estado de calma, paz interior y relajación, que conduce al alivio del sufrimiento físico. Aunque con ciertas reservas, la Clínica Mayo ha aprobado esta técnica como una manera conveniente de mejorar o eliminar la ansiedad y la depresión, mejorar la flexibilidad de las articulaciones, aumentar la fuerza muscular, asegurar el equilibrio, reducir las caídas, bajar la presión arterial, mejorar la función cardíaca y, en gente de edad avanzada, aumentar la resistencia, la agilidad y la energía, disminuir los dolores crónicos y brindar un estado de bienestar general.

Se ofrecen clases de Tai Chi en diversos centros, como la YWCA, los centros de jubilados, los clubes y centros comunitarios, entre tantos otros. En general, las sesiones se dan una o dos veces por semana. En agosto de 2010, en un artículo publicado en el *New England Journal of Medicine*, se demostró que el Tai Chi alivia la fibromialgia (dolores musculares), una condición difícil de tratar por métodos convencionales.

La acupuntura, basada en la medicina china, se practica desde tiempos milenarios. Consiste en la inserción de finas agujas en la piel, en puntos designados, con el concepto de que ciertas áreas del cuerpo se pueden estimular para restablecer la salud y mantener un estado de bienestar. Se la usa para el tratamiento de úlceras, dolor de espalda, dolores de cabeza, artritis, hipertensión y como anestésico durante el parto y en diferentes tipos de cirugía. La aplicación de las agujas provoca la estimulación o inhibición del sistema nervioso autónomo, de ahí su efecto terapéutico.

La lista de enfermedades en las que la acupuntura puede ayudar abarca a casi todas. Si la técnica la aplican personas calificadas, utilizando agujas descartables, estériles y no tóxicas, el procedimiento no tiene efectos secundarios. La devoción del público por la acupuntura es enorme y tiene diferentes razones. Por un lado, está la fascinación por las culturas orientales, con el misticismo y la magia que contienen, y, por el otro, la promesa de que este método hace restablecer el equilibrio entre el ying y el yang, o sea el equilibrio entre lo pasivo y activo de la mente y el cuerpo. Se cree que más de un millón de personas busca un consuelo para sus molestias con este método.

La NACAM de Estados Unidos (Asociación Nacional de Medicina Complementaria y Alternativa) ha patrocinado varios estudios para establecer con más precisión el rol de la acupuntura en diversas enfermedades, como el dolor crónico de espalda, los dolores de cabeza y la osteoartritis de rodilla. Los estudios no han finalizado todavía; los Institutos

Nacionales de la Salud esperan que la acupuntura sea efectiva, mientras que la Asociación Médica estadounidense aconseja cautela y esperar hasta que finalicen las investigaciones.

El Rolfing —nombre derivado de su creadora, Ida Rolf— consiste en masajes profundos y dolorosos para restablecer el equilibrio y el estado natural del organismo. No hay datos que permitan asegurar que este método es efectivo como técnica terapéutica, a pesar de lo cual, muchos la siguen practicando.

La *cura psíquica* se refiere a una metodología que utiliza la conexión mente-cuerpo para mejorar las funciones del organismo. Esto incluye el uso de la música, el arte, la danza, la meditación, la plegaria y la resolución de conflictos que interfieren con el manejo de las enfermedades.

La homeopatía consiste en la administración, en dosis minúsculas, de las sustancias responsables de provocar la enfermedad. Hahnemann, el padre de la homeopatía, ha proclamado que la cura de una enfermedad se obtiene usando agentes similares a lo que produce la enfermedad, en dosis mínimas; de ahí el dictum "la cura es igual a la enfermedad". Los estudios hechos para evaluar la efectividad de esta disciplina han dado resultados variables. La mayoría no tuvo éxito al momento de demostrar los efectos benéficos, en estudios bien controlados, aunque, otros, los menos, han dado informes de resultados positivos.

Durante mi práctica, muchos pacientes dijeron sentir alivio de sus malestares con medicinas homeopáticas, pero nunca he observado una cura de condiciones orgánicas. Esta disciplina es un campo abierto para charlatanes y estafadores.

La terapia primaria (un grupo de entrenamiento psicológico basado en el Zen), la meditación trascendental, el sueño lúcido y otras técnicas están dirigidos a obtener la paz interior, para así poder manejar la angustia, la depresión y los sentimientos negativos y lograr un estado espiritual conducente a un bienestar físico y emocional.

Es difícil formular un comentario sobre estas técnicas, porque no existen estudios científicos que las avalen, lo más que se puede decir es que, como son inocuas, no habría ninguna contraindicación para su uso, con la salvedad de que todas ellas podrían demorar el diagnóstico y, por ende, un manejo más racional de la enfermedad.

La iridología es un método en el que se mira la textura, el color y la forma de los ojos para formular un diagnóstico. Esta técnica, que usan miles de practicantes naturopáticos, no tiene validez científica, es una engañifa, que linda con lo inmoral y lo ilegal.

4

La ciencia moderna no ha podido validar la mayoría de las técnicas de la medicina alternativa. Muchos pacientes están predispuestos a aceptar los métodos alternativos, o a someterse a esos tratamientos, porque están frustrados con lo que les ofrece la medicina convencional. En general, los médicos que practican esta disciplina se relacionan mejor con sus pacientes, los escuchan, pasan más tiempo con ellos en la consulta, y tienen interés no sólo en la dolencia física, sino en la repercusión que ésta pueda tener en la esfera emocional y personal del paciente. Estos médicos siempre sugieren cambios en el estilo de vida, pensamientos positivos, se ocupan de señalar los agentes ambientales nocivos y otorgan apoyo psicológico y emocional al paciente.

En contraste, a muchos de los médicos que practican la medicina convencional les resulta más fácil escribir una receta que prodigar parte de su tiempo para entender al paciente en su contexto total. Algunos lo hacen porque están apretados por el poco tiempo que disponen para ver pacientes (a veces, hasta diez pacientes por hora), o por falta de conocimientos o desidia).

La retórica fácil, los sofismas y los métodos poco ortodoxos son narrativas que crean la ilusión de poder lograr una buena salud, en forma fácil y rápida, con el peligro que conlleva posponer un diagnóstico correcto y una terapéutica efectiva.

Capítulo 10

CIELOS CLAROS
EL MEDIO AMBIENTE

"No podemos manejar a la naturaleza salvo obedeciéndola."

Francis Bacon

1

El aire que respiramos y el agua que tomamos están contaminados. *Es producto del uso de* botellas plásticas, envases, limpiadores, detergentes, conservantes y fertilizantes, sólo para nombrar unos pocos, que afectan a nuestro organismo y producen efectos nocivos.

Al parecer, todos ignoramos esto, porque seguimos en la misma tesitura, sin que las cosas cambien demasiado; pero, cuanto más sepamos sobre los peligros para medio ambiente, mejor podremos luchar en contra de ellos.

La Agencia de Protección Ambiental de Estados Unidos (EPA) ha identificado 187 productos tóxicos que causan cáncer, problemas reproductivos y defectos de nacimiento.

Estas toxinas incluyen contaminantes del aire, como el benceno de la gasolina, el percloretileno emitido por las tintorerías y el cloruro de metileno, un solvente y limpiador de pintura usado por un gran número de industrias. Otras toxinas presentes en el aire que respiramos son la dioxina, el asbesto, el tolueno y metales como el cadmio, el mercurio, el cromo y el plomo. La exposición prolongada a cualquiera de ellos puede producir problemas respiratorios, trastornos neurológicos, defectos de nacimiento y otros problemas de salud.

Otros, como el mercurio, se depositan en los suelos o en la superficie de las aguas y llegan a las plantas, que luego son ingeridas por los animales y así llegan a nosotros, a través de la cadena alimentaria.

Además del aire, el agua y los alimentos, otras vías de contaminación incluyen el tocar superficies infectadas, la exposición ocupacional y el consumo de cigarrillos y drogas recreativas.

En la edición del 8 de diciembre de 2009 del *New York Times*, se publicó un artículo sobre el agua que bebemos. Cuarenta y nueve millones de personas en Estados Unidos han estado tomando agua que contiene concentraciones ilegales de productos químicos como arsénico y uranio radioactivo, además de bacterias, cosa que causa enfermedades a millones de individuos.

En Ramsey, New Jersey, un análisis del agua demostró que ésta tenía concentraciones tóxicas de arsénico y de tetracloroetileno, un solvente de limpieza ligado al cáncer. El problema afecta casi a la totalidad de los 50 Estados de la Unión. Se estima que alrededor de 19 millones de personas se enferman cada año debido a virus, bacterias o parásitos. La alta incidencia del cáncer de próstata y del de mama podría estar ligada a las aguas contaminadas.

En algunos lugares, la cantidad de radio detectada en el agua potable es 2.000 veces mayor que la del límite legal. Las mujeres embarazadas podrían trasmitir el riesgo de enfermedad a sus bebes, con consecuencias nefastas que pueden aparecer desde el momento del nacimiento hasta cincuenta años después, como, por ejemplo, los problemas cardíacos.

Annie Murphy, en su libro *Orígenes: cómo los nueve meses anteriores al nacimiento pueden afectar el resto de nuestras vidas*, explica que las mujeres embarazadas que viven en la pobreza, con sus dosis de depresión, ansiedad, exposición a tóxicos, hábitos alimentarios inadecuados y otras malas costumbres, terminan procreando chicos con diversas enfermedades, que a la larga tienen problemas sociales significativos. El desarrollo prenatal afecta a los individuos durante el resto de su vida, y las dolencias se pueden pasar a las próximas generaciones, como la diabetes, las enfermedades del corazón y las enfermedades mentales.

A pesar de los esfuerzos de la EPA por disminuir y controlar la cantidad de toxinas que se desparraman por el aire, la contaminación ambiental sigue siendo un problema colosal sin solución visible.

Santiago de Chile es una de las ciudades más afectadas del mundo a causa del aire contaminado. Esta ciudad tiene la cordillera de Los Andes como telón de fondo, y el smog muchas veces no tiene por dónde desparramarse. Cuando la calidad del aire disminuye en forma significativa, aumentan las consultas en los hospitales por migrañas y cefaleas.

La revista de *Epidemiología y salud comunitaria* informó acerca de un estudio que demostraba que los obesos reaccionan a la contaminación del aire con un aumento de la presión arterial que complica sus otras afecciones.

Luchar en contra de esta desastrosa contaminación del aire es una responsabilidad colectiva, que comprende a los individuos, las industrias, el gobierno, las instituciones y el mundo corporativo.

Éstas son las recomendaciones de la APA, cuando el nivel de ozono se vuelve insalubre (el ozono, en la parte baja de la atmósfera, es dañino para el sistema respiratorio de los animales y quema ciertas plantas, mientras que, en la parte alta, protege de las radiaciones electromagnéticas):

- Ahorrar electricidad y tener el aire acondicionado a temperaturas no muy bajas.
- Usar medios de transporte que empleen energía limpia.
- En lo posible, andar en bicicleta y no en automóvil.
- Deferir el uso de los equipos de jardín a gasolina para más tarde en el día, o para cuando la calidad del aire mejore;

❧❧ Llenar el tanque de nafta hacia el final del día.

❧❧ Limitar el tiempo en que está encendido el automóvil cuando no se lo usa.

❧❧ Afinar el motor y someterlo a cuidados periódicos.

❧❧ No desparramar gasolina ni llenar el tanque al tope.

❧❧ Cerrar herméticamente la tapa.

❧❧ Almacenar las pinturas, los solventes y los pesticidas en recipientes cerrados, y usar pincel, y no rociadores, para pintar.

Además, para evitar o prevenir los niveles insalubres de contaminantes, recomiendan:

❧❧ Reducir o eliminar el uso de estufas o chimeneas.

❧❧ No utilizar equipos de jardín a gas.

❧❧ No quemar hojas, basura ni otros materiales;

❧❧ Evitar la evaporación de los productos químicos de uso doméstico y usarlos cuando el aire sea de mejor calidad.

❧❧ Reemplazar el filtro de aire del automóvil y cambiar el aceite en forma regular.

Las industrias y ciertas prácticas de agricultura vuelcan productos nocivos en la fuente de los ríos, los arroyos, los lagos y el océano contaminando sus aguas. La contaminación de los alimentos es uno de los mayores problemas de las aguas de las costas de los Estados Unidos, ya que altera el balance de la naturaleza, al envenenar los mariscos y las algas y al destruir los corales de los arrecifes y matar a los mamíferos y a las aves marinas.

Si a esto se le agrega la presencia de hormonas sexuales, analgésicos y drogas para el colesterol y otros fármacos que, según se ha comprobado, están presentes en el agua potable, el problema se hace insostenible. Estas sustancias aparecen cuando se las descarta con otros residuos o por su presencia en orina y heces.

Los desperdicios que producimos y descartamos en forma inadecuada se vuelven en contra de nosotros mismos, lo que nos obliga a modificar nuestra conducta, a tomar conciencia de que el problema de la contaminación del medio ambiente es real y a hacer algo para contrarrestar y prevenir las consecuencias nefastas a las que estamos expuestos.

La organización *Consumer Reports*, en diciembre de 2009, comprobó que en diecinueve envases de comida en lata o plásticos había una cantidad significativa de Bisfenol A (BPA), que contaminaba los alimentos.

El BPA parecería inducir ciertos cánceres, por lo menos en animales, como el de mama y próstata, producir neuroblastoma, alterar la función tiroidea y provocar un trastorno del sistema dopaminérgico.

2

Cuando me recibí de médico, en 1959, la contaminación ambiental no era un tema que nos preocupara. Sólo se reconocía como problema a las enfermedades ocupacionales, como la neumoconiosis, en los trabajadores del carbón, la silicosis, el pulmón de granjero, a causa del heno mohoso, y varias otras.

Otras enfermedades no ocupacionales también parecerían ser el resultado de agentes tóxicos. En Japón y en Chile, la incidencia de cáncer de estómago es muy elevada; el cáncer de hígado es común en Las Filipinas y China; los tumores de pulmón y de mama son más frecuentes en los países desarrollados; el cáncer de esófago está presente en proporciones alarmantes en una fábrica de cerveza, en Dinamarca. Esto parece sugerir que hay diversos agentes externos capaces de producir una enfermedad. En Japón, se atribuyen los tumores gástricos al uso excesivo de sal; el cáncer hepatocelular en Filipinas suele ser secundario a la infección con el virus de la hepatitis B.

A principios del siglo pasado, se atribuía el cáncer a posibles virus. La preocupación acerca de los contaminantes, los agentes químicos y las toxinas no entró dentro de nuestras consideraciones hasta mucho tiempo después. Más tarde se determinó el papel de la genética y se pudo establecer que las alteraciones a ese nivel predisponen a una larga serie de enfermedades. Luego, con la identificación de los linfocitos T y B, se pudo definir mejor los desórdenes inmunológicos.

Estos linfocitos son células que se originan en la médula ósea y se distribuyen a diferentes partes del organismo, en donde ejercen un rol protector contra virus, infecciones, células tumorales y alérgenos, porque evocan respuestas inmunes, con la formación de anticuerpos, ayudados a veces por macrófagos y células citotóxicas naturales (NK).

Aunque hoy sabemos mucho más que antes, todavía no tenemos una respuesta a la pregunta "¿Por qué a mí?" —tan frecuente entre los pacientes con cáncer—, pero tenemos la sospecha de que una combinación de factores externos puede producir una mutación de la secuencia del ADN y así aumentar la expresión de los oncogenes (facilitadores del desarrollo del cáncer), o disminuir los genes que suprimen los tumores o producir una combinación de ambos. Estos dos factores están influenciados por lo que ingerimos en forma de comida o, sin advertirlo, a través de productos químicos o por exposición a agentes nocivos del ambiente.

La prevención del cáncer comienza con un medio ambiente sin contaminantes. Por desgracia, algunas corporaciones se oponen a la legislación destinada a salvaguardar nuestro bienestar, porque merma sus intereses financieros. Esto se complica debido a aquellos que sitúan los problemas del medio ambiente como un problema político y a aquellos que tienen un apetito desmedido por las cosas materiales, sin tener en cuenta el daño a las reservas naturales.

3

¿Cómo podríamos ayudar a mantener nuestros cielos azules y las aguas claras?

Esta pregunta tiene una respuesta simple. Cada uno de nosotros debe asumir la responsabilidad que le toca; evitar el consumo exagerado de todo tipo de objetos; dejar de apoyar a las industrias o corporaciones que anteponen sus intereses en desmedro del equilibrio del sistema ecológico; caminar o andar en bicicleta en lugar de usar el automóvil, dentro de lo posible; poner el termostato de la casa a una temperatura razonable; usar bolsas de tela en lugar de las de plástico, cuando efectuamos compras en el mercado; consumir lo suficiente para satisfacer nuestras necesidades, y no nuestros lujos; cambiar nuestro vehículo por uno que sea de bajo consumo de gasolina ; evitar los envases de plástico; dejar de usar productos que tengan químicos dañinos y, por último, practicar la opulencia del espíritu y no la de las cosas materiales, y así crear un mejor mundo interno en nosotros, en el que minimicemos nuestras indulgencias.

Hay un grupo de personas que cree que los peligros del medio ambiente son exagerados, que las conclusiones sobre el deterioro que causa la contaminación nunca se han probado, que la posición de los ambientalistas es producto de la imaginación o de algunos que quieren promover una posición política. A pesar de los efectos dramáticos de la contaminación del ambiente, hay muchos que niegan que el Bisfenol A sea tóxico para la salud, incluso cuando lo ha corroborado el Gobierno de Canadá.

Es importante tomar una posición activa y exigir la eliminación de los riesgos y peligros de un medio ambiente contaminado.

CAPÍTULO 11

LA VIDA PASTORAL
SALUD TOTAL

Para mantenernos en buena salud necesitamos un profundo cambio cultural, espiritual y social y una renovación personal.

1

Llegamos al final de este libro. Antes de terminar, debemos discutir los pasos necesarios para cambiar el destino ominoso de vivir con dolencias y declinar en forma prematura. No es fácil, pero es posible.

Mire a su alrededor y notará cuánta gente ha perdido la flexibilidad del cuerpo, cuántos se quejan de dolores en las articulaciones, cuántos ya no pueden subir escaleras o están en sillas de ruedas y cuántos se quejan de estar siempre cansados. Observe cuántos obesos hay entre los que nos rodean, cuántos, a cualquier edad, tienen diabetes, hipertensión, colesterol alto y enfermedades del corazón.

Cuanto mayor es el consumo de tabaco, alcohol en exceso y drogas, peor es el impacto en el cuerpo y en las emociones.

Envejecer provoca cambios físicos, mentales y emocionales.

La piel pierde la elasticidad, la matriz se adelgaza y se vuelve seca, y aparecen manchas de color café con leche. La vida moderna, con el alto nivel de ruido, acelera la pérdida de la audición; los músculos, que alcanzan su madurez en la segunda década de la vida, empiezan a perder masa y fuerza. La calidad de los huesos se establece en la juventud, y los cambios en su estructura reflejan cómo los ha usado uno. La osteoporosis aparece en forma temprana por falta de actividad, falta de exposición al sol o deficiencia de calcio o vitamina D. La rigidez de la caja torácica, que produce una respiración deficiente, se acelera en gente sedentaria. La curvatura de la columna vertebral se acentúa con la edad, pero aquellos que han estado activos durante toda su vida seguirán erguidos, incluso después de los 80.

El metabolismo basal se reduce con el tiempo, y la cantidad de oxígeno usada por los tejidos se hace deficiente. Los cambios a nivel celular disminuyen la producción de energía y la capacidad de trabajo. La presión elevada agrega una carga al corazón, que se suma a las contracciones inadecuadas y a la rigidez de la pared de las arterias. El cerebro sufre el impacto de daños vasculares mínimos e imperceptibles, pero que se van sumando y terminan produciendo el deterioro mental.

¿Qué hacer, entonces, para detener el quebranto de nuestra salud, que parece ser inevitable?

En este libro hemos repetido una y otra vez que gozar de buena salud es fácil: todo lo que se requiere es un buen estado de nutrición, aumentar la actividad física y manejar el estrés. Lo que es difícil es comer bien, vencer la pereza, ser activos y reducir el estrés.

Nuestro esfuerzo se ve mermado por fuerzas externas poderosas, lo cual afecta nuestro comportamiento. La irresponsabilidad de la industria de los alimentos y de la farmacéutica atentan contra nuestro bienestar. A esto se agregan los estafadores, los mercaderes de la salud y los médicos inescrupulosos, quienes ponen un escollo a nuestras buenas intenciones.

Para neutralizar su influencia, debemos, por un lado, hacernos responsables de nuestras acciones y, por el otro, luchar contra lo que amenaza nuestra existencia. Ésta no es una afirmación en el vacío sino una realidad. Podemos boicotear los lugares que venden comidas insalubres, manejar automóviles de bajo consumo, ser precavidos en cómo usamos los medicamentos y evitar ambientes contaminados.

La modificación de nuestro estilo de vida tiene que estar

asociada a un profundo cambio cultural. Nuestra misión consistirá en tener una buena salud, estar fuertes y envejecer con gallardía. Esta misión no debe ser retórica sino un compromiso para estar y permanecer bien. Para eso necesitamos una elaboración transcendental de lo que queremos lograr a nivel emocional y físico y llevar a cabo una acción vigorosa para apoyar nuestro cometido. Al conectarnos con lo mejor de nosotros mismos, la calidad de nuestra vida mejorará y se fortalecerá nuestra autoestima.

Es hora de comenzar a vivir una vida pastoral, incluso si vivimos en una gran ciudad como Nueva York, Madrid o Buenos Aires.

Primero, será un invento de nuestra imaginación y, luego, con acciones concretas, podremos configurar un hábitat ideal, repleto de connotaciones positivas. Crearemos nuestro propio paisaje, estemos donde estemos, y celebraremos nuestro objetivo de tener buena salud. Será nuestra renovación, una nueva mujer, un nuevo hombre.

El tener una buena salud está vinculado con una apreciación del sentido de la vida en lo físico y lo espiritual y con el entendimiento de la obligación que tenemos para con nosotros y para con los demás. Una fuerte dedicación a dar y a compartir.

La devoción por el dar es universal, pero también lo es la codicia, que pone de manifiesto el conflicto en el que la conquista de la salud se ve entorpecida por aquellos que tienen aspiraciones materiales excesivas. Ellos tienen poder y dinero, nosotros, el cometido de nuestra ideología; ellos son muchos, nosotros, millones.

La solidaridad se observa en las clínicas, llenas de voluntarios; en las escuelas, con la devoción de los maestros por educar a toda costa; en los hospitales, donde los científicos investigan con esfuerzo; en los lugares en donde los artistas abogan por la paz y la justicia; en las organizaciones que nos alientan a ser más ecológicos y a preservar el medio ambiente; en la decisión de algunos de donar sus órganos, para que se los trasplante a otros; en los médicos sin fronteras y en los millones de voluntarios que luchan por el bien común. En esa fuerza y en ese ímpetu, está nuestro cometido.

Todo empieza por ayudarse a uno mismo, para poder ayudar a los demás.

En esta vida pastoral, convendremos en los puntos mencionados a continuación.

Mejorar el medio ambiente

Todos debemos hacer nuestra parte: caminar tanto como podamos; usar bicicletas en lugar del auto, dentro de lo seguro; subir escaleras, en lugar de tomar el ascensor; reciclar la basura; usar nuestra propia bolsa, cuando hacemos las compras; hacer de la preservación de la ecología un tópico de discusión entre conocidos, amigos y familiares, porque compartir hace que el propósito sea más significativo.

Mejorar el hábito de comer

Sabemos que las comidas tienen el agregado de conservantes y productos químicos, que son tóxicos y terminan enfermándonos; que los pescados de ríos y reservorios están contaminados con mercurio y que las comidas procesadas son tóxicas. Debemos consumir comida orgánica (es decir, alimentos en los que el uso de sintéticos o agentes artificiales sean mínimos desde su origen hasta su consumo) de buena calidad y en cantidad moderada. Este cometido de consumir lo que es bueno es en sí mismo una hazaña; hay cierto espíritu de aventura, cuando vamos con nuestra pareja a las ferias, para elegir lo que queremos comer y cuando cocinamos y creamos nuevos platos, utilizando nuestro ingenio culinario.

Lo ideal es consumir frutas y vegetales seis veces por día, comer poca carne y darle prominencia a los cereales integrales. Un vaso de vino tinto por día –no más– nos permitirá saborear mejor lo que comemos. No contaremos las calorías, pero nos quedaremos con un poco de hambre después de comer. La sal, la grasa y el azúcar se usarán en cantidades mínimas. Comeremos tres veces por día, más un aperitivo. El acto de comer será reverenciado. Comer con los amigos y la familia es un acto trascendental, crucial en la rutina de todos los días. Estar siempre apurados y comer rápido denota una falla en nuestro estilo de vida.

Se debe dejar de lado los restaurantes de comida rápida, que venden comidas procesadas, a pesar de que son parte del entorno, porque proveen comidas suculentas, sabrosas y baratas pero, sobre todo, insalubres, ya que abundan en grasas saturadas, sal en exceso, químicos y conservantes.

Plantaremos mucho de lo que queramos comer en nuestro jardín o en nuestro balcón; es divertido, barato y hará más sabroso lo que comamos.

Cuidar el peso corporal

En nuestra nueva vida pastoral, hemos de delinear un plan de acción lento pero meticuloso para lograr nuestro peso ideal. Hemos estudiado en forma extensa las implicaciones de la obesidad. Ya sabemos qué no hacer: engancharnos con promesas falsas, dietas de moda, libros inservibles y consejos de personajes célebres. Nada de eso sirve, sólo una dieta simple, normal en calorías.

Aumentar la actividad física

Caminar a paso enérgico y, si se puede, correr, nadar, escalar, bailar, no quedarse quieto. La vida sedentaria es el enemigo de la salud. Hacer gimnasia por lo menos cinco veces por semana. Con la edad, se produce un desafío a nuestra capacidad atlética, que podemos atemperar al ejercitarnos con frecuencia. La muerte natural de las neuronas motoras, que ocurre después de los 60 años, se puede retardar con actividad física intensa; se puede aumentar el consumo máximo de oxígeno, que suele decaer un 1 por ciento anual, a partir de los 30 años, con actividad atlética frecuente. El corazón mejorará su contractilidad y bombeará sangre a los tejidos en forma efectiva. Las arterias conservarán su elasticidad por más tiempo.

Tomar menos cantidad de medicación es posible

Está en nuestra naturaleza creer que las medicaciones que se prescriben cumplen con el rol que se les asigna. Sin embargo, toda droga activa y efectiva tiene efectos colaterales. Debemos confiar en que los cambios del estilo de vida nos permitirán lograr los mismos efectos que otorgan las medicinas, cosa que es posible. Debemos tener un rol activo. Hay que preguntar a nuestro médico cuáles son las alternativas a un tratamiento medicamentoso.

Entender el rol de los médicos y los hospitales

Diferentes médicos tratan una misma condición de diferente manera. Esta conducta incierta se está analizando en distintas instituciones, que decidieron requerir que los profesionales adopten protocolos terapéuticos uniformes, que aseguren un mejor pronóstico de las enfermedades. La mayoría de las veces, los pacientes se curan solos, sin necesidad de intervención profesional; cuando un médico entra en la ecuación, éste debería hacer un análisis juicioso y tener una intervención mesurada. No hay que apurarse a tomar remedios nuevos, que no han pasado la prueba del tiempo, porque, como vimos, pueden matar.

En Estados Unidos, se cometen un millón de errores médicos por año, a consecuencia de lo cual, mueren 100.000 personas a pesar de los esfuerzos que las instituciones médicas están haciendo para disminuir esta alarmante cifra.*

El paciente debe ser parte activa del proceso médico e inquirir el porqué de un procedimiento o una medicación, antes de dar su consentimiento, ya que es su bienestar el que está en juego. Hay que preguntar sin tapujos cuáles son las credenciales de los médicos y el número de casos de mala praxis que han tenido, por más embarazoso que pueda ser.

Usar los instrumentos de la medicina en forma juiciosa

Cuando un tratamiento se ha consagrado como definitivo, porque ha pasado la prueba del tiempo, se vuelve convencional. La apendicitis se trata con una apendectomía, el bloqueo de las coronarias, con una angioplastia o un bypass, una infección requiere antibióticos y así otras enfermedades.

El problema surge con las condiciones que son difíciles de diagnosticar o de curar, como, por ejemplo, el colon irritable y la fibromialgia; es ahí donde aflora lo peor de la medicina y

---

* Cifras estadísticas de errores médicos en otros países no están disponibles, pero se puede suponer que serían similares o mayores si se tiene en cuenta que Estados Unidos es un país con servicios médicos avanzados. (N. de E.)

donde la víctima es siempre el paciente.

En otros casos como el manejo del dolor de espalda es un desafío tanto para los pacientes como para los médicos. La causa de esta dolencia es difícil de comprobar, y los tratamientos y los medios de diagnóstico son, en general, inefectivos y consumen una gran cantidad de recursos del sistema. Este enigma es campo fértil para los charlatanes y los embaucadores, que prometen lo que no pueden cumplir.

Jonah Lehrer, en su libro *Cómo decidimos*, dice que el costo anual de tratar el tan común dolor de espalda es de 26 mil millones de dólares, sin contar los pagos por compensación a los trabajadores. Lehrer explica que la pobre utilización de los recursos en éste y en otros casos es una falla del método racional de la toma de decisiones:

"Muchas veces, cuanta más información se tiene y cuantos más análisis se hacen, más se constriñe el pensamiento, lo que hace que la gente entienda menos lo que en realidad está ocurriendo. En lugar de concentrarse en la variable más importante –el porcentaje de gente que mejora y experimenta menos dolor–, los médicos se distraen con las imágenes de la Resonancia (RM), que son irrelevantes. En general, se tiene entendido que la corteza pre frontal es el centro racional del cerebro; es un desarrollo evolutivo magnífico, pero se debe usar con cuidado. Sirve para monitorear los pensamientos y ayuda a evaluar las emociones, pero puede también paralizarlas y hacer que una persona se olvide de las palabras de un aria o que no pueda dar un buen golpe cuando está jugando al golf. Cuando uno cae en la trampa de pasar el tiempo mirando imágenes o analizando una RM, el cerebro racional se está usando de la manera equivocada. La corteza pre frontal no puede manejar tanta complejidad por sí sola."

La recompensa

El ideal es vivir en forma simple; volver a vivir en un ambiente de cielos claros, aire puro y aguas cristalinas Es una romántica utopía, que puede tornarse realidad dentro de nosotros, cuando decidamos renovarnos y adoptar una nueva manera de vivir. Cuando logremos nuestro bienestar y aprendamos a cuidarnos a nosotros mismos, podremos dar a los demás. Ahí cambiaremos el paradigma de no ser conscientes de quiénes somos y determinaremos cuál es nuestro cometido en la vida. Este discernimiento nos permitirá vivir la vida pastoral dentro y fuera de nosotros mismos. Esta vida inventada se hará realidad, se reemplazará la indiferencia por el propósito de ser y hacer lo que queremos. En ese momento, nuestra rutina diaria dejará de ser monótona y aburrida.

Modificar las costumbres en la esfera física y espiritual nos elevará como personas. Nos desprenderemos en forma activa de los vicios de la naturaleza, estableceremos prioridades, cultivaremos las relaciones con nuestra familia y nuestros amigos, seremos nosotros los que dictemos nuestro comportamiento, y no las corporaciones. La industria de la comida dejará de ser nuestro principal abastecedor de alimentos, que serán reemplazados por los productos de granja. El sedentarismo será substituido por el movimiento y usaremos la medicina de manera inteligente.

Sólo a través de la verdad y de los hechos, podremos lograr nuestros objetivos; nunca los conseguiremos a partir de ilusiones o pensamientos mágicos. Nuestro bienestar será la recompensa.

Se terminó de imprimir en el mes de agosto de 2012 en el Establecimiento Gráfico **LIBRIS S. R. L.**
MENDOZA 1523 • (B1824FJI) LANÚS OESTE • BUENOS AIRES • REPÚBLICA ARGENTINA

www.ingramcontent.com/pod-product-compliance
Lightning Source LLC
Chambersburg PA
CBHW072353290526
45794CB00001B/58